U0388483

腕关节
外科手术学

WANGUANJIE WAIKE SHOUSHU XUE

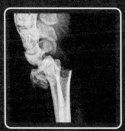
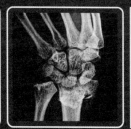

李智勇 主 编

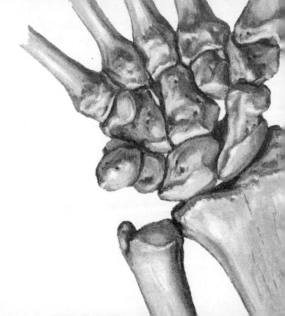

中山大学出版社
·广州·

图书在版编目（CIP）数据

腕关节外科手术学/李智勇主编 . —广州：中山大学出版社，2012.4

ISBN 978 - 7 - 306 - 04145 - 6

Ⅰ . ①腕… Ⅱ . ①李… Ⅲ . ①腕关节—外科学 Ⅳ . ①R687.4

中国版本图书馆 CIP 数据核字（2012）第 060488 号

出 版 人：祁　军
策划编辑：高惠贞　曾育林
责任编辑：曾育林
封面设计：曾　斌
绘　　图：李智勇　路云翔　李梦瑶
责任校对：曾育林
责任技编：黄少伟
出版发行：中山大学出版社
电　　话：编辑部 020 - 84111996，84113349，84111997，84110779
　　　　　发行部 020 - 84111998，84111981，84111160
地　　址：广州市新港西路 135 号
邮　　编：510275　　传　真：020 - 84036565
网　　址：http://www.zsup.com.cn　　E-mail：zdcbs@mail.sysu.edu.cn
印 刷 者：广州中大印刷有限公司
规　　格：880mm×1230mm　1/32　4.75印张　150千字
版次印次：2012 年 4 月第 1 版　　2012 年 4 月第 1 次印刷
印　　数：1～2000 册　　定　价：25.00 元

编　委　会

序

　　腕关节疾病和损伤，一直是诊断和治疗比较困难的临床问题之一。我国许多临床骨科医生面对此类疾病，往往困惑于确切的诊断和最佳治疗方案的选择。而手外科医生目前多专注于手外伤的修复工作，更渴望掌握腕关节的疾病的临床诊断和治疗。《腕关节外科手术学》的问世，无疑对促进我国腕关节外科事业的发展，提高腕关节疾病的诊疗水平，会起到巨大的推动作用。

　　本书参阅了大量的国内外资料，收集手术方式和种类齐全，文字描述简练，图片清晰，使读者一目了然，并通过分析手术方式的适应证和疗效，让读者能够清楚不同式式的来龙去脉，更能够合理选择恰当的手术方式。

　　本书重点介绍腕关节主要损伤及腕关节不稳等方面的内容，突出了目前腕关节外科的难点和热点。这些内容是对其他相关书籍的有力补充和深入探讨。能够使读者有系统地理解和认识这些问题的临床处理。

　　愿此书能够成为读者的挚友而受到广大骨科医生的欢迎。

刘小林

2012 年 3 月 7 日于广州

前　　言

近年来，随着人们对腕部疾病认识的提高，腕关节外科发展逐渐加快。尤其是腕关节镜的开展，促进了人们对该领域的认识的明显提高。

由于腕关节解剖复杂，损伤机制不太明确，容易导致临床腕部损伤出现误诊和漏诊。单纯腕部损伤，如果存在明显骨折脱位，临床上容易诊断；但部分脱位和韧带损伤，则容易出现漏诊，延误病情。腕部疾病诊断专业性太强，对于一般骨科临床医生而言，需要加强该方面知识的学习和提高。国内有关书籍缺乏系统介绍这方面疾病诊断和治疗，导致临床上查阅和参考该方面书籍比较困难。

笔者专注于该领域临床工作多年，通过收集国内外资料和个人临床经验出版该书，希望此书能够有助于骨科及手外科医生的临床工作。

本书从临床应用的角度出发，重点介绍临床相关解剖、损伤机制及手术技巧等方面。采用线条图清晰明确地显示手术关键步骤，有助读者容易理解和正确领会。

笔者有幸邀请我国著名学者朱家恺、顾立强、劳镇国等参与本书的审稿工作，他们所表现出的对科学技术的精益求精、兢兢业业的态度十分令人敬佩。

由于个人水平有限，书中不妥之处在所难免，诚邀海内外同道来函来电指正，由衷表示感谢。

李智勇

中山大学附属第一医院显微创伤外科

2011 年 12 月 1 日

目　　录

第一章　Kienbock 病 ……………………………………… （1）
　　一、病因 ……………………………………………………… （1）
　　二、临床表现 ………………………………………………… （2）
　　三、治疗策略 ………………………………………………… （3）
　　四、治疗方式 ………………………………………………… （3）

第二章　TFCC 损伤 ……………………………………… （11）
　　一、解剖与功能 ……………………………………………… （11）
　　二、TFCC 生物力学特点 …………………………………… （11）
　　三、TFCC 损伤的分类 ……………………………………… （12）
　　四、临床表现及诊断 ………………………………………… （13）
　　五、IB 型 TFCC 损伤的修复方式 ………………………… （15）
　　六、ID 型 TFCC 损伤的修复方式 ………………………… （16）

第三章　舟骨骨折 ………………………………………… （21）
　　一、损伤机制 ………………………………………………… （21）
　　二、临床解剖 ………………………………………………… （21）
　　三、舟骨血供 ………………………………………………… （21）
　　四、临床表现 ………………………………………………… （22）
　　五、分类 ……………………………………………………… （22）
　　六、治疗策略 ………………………………………………… （23）
　　七、手术治疗舟骨骨折的适应证及并发症 ………… （24）

八、舟骨不愈合的分期（Mack-Lichtman 法）…… (25)
九、舟骨不愈合的治疗策略 ……………………… (25)
十、手术选择 …………………………………… (26)

第四章　月骨脱位 …………………………………… (37)
一、运动力学 …………………………………… (38)
二、诊断月骨脱位 ……………………………… (40)
三、分类 ………………………………………… (40)
四、治疗原则 …………………………………… (40)
五、手术选择 …………………………………… (41)

第五章　腕部囊肿 …………………………………… (46)
一、病理生理 …………………………………… (46)
二、临床表现 …………………………………… (47)
三、鉴别诊断 …………………………………… (47)
四、治疗策略 …………………………………… (47)
五、手术选择 …………………………………… (48)

第六章　下尺桡关节脱位 …………………………… (53)
一、解剖特点 …………………………………… (53)
二、生理机制和病理机制 ……………………… (53)
三、病因 ………………………………………… (54)
四、临床表现 …………………………………… (54)
五、放射学检查 ………………………………… (54)
六、治疗策略 …………………………………… (54)
七、重建手术方法 ……………………………… (55)
八、非重建手术方法 …………………………… (58)

第七章　桡骨远端骨折 ……………………………………（64）

一、解剖特点与生物力学 ………………………（64）

二、桡骨远端骨折的分类 ………………………（65）

三、桡骨远端骨折损伤机理和临床症状 …………（65）

四、桡骨远端骨折治疗 …………………………（66）

五、关节镜在桡骨远端骨折治疗中的应用 ………（68）

第八章　尺骨撞击综合征 ……………………………………（75）

一、病理生理 ……………………………………（75）

二、临床表现 ……………………………………（75）

三、放射学评估 …………………………………（75）

四、治疗原则 ……………………………………（76）

第九章　舟月不稳 ……………………………………………（80）

一、解剖机制和病因 ……………………………（80）

二、分类 …………………………………………（80）

三、受伤机制 ……………………………………（81）

四、临床表现及检查 ……………………………（81）

五、治疗原则 ……………………………………（82）

第十章　月三角不稳 …………………………………………（88）

一、概述 …………………………………………（88）

二、损伤机制 ……………………………………（88）

三、解剖和生物力学 ……………………………（88）

四、临床表现 ……………………………………（89）

五、放射学诊断 …………………………………（89）

六、分类 …………………………………………（90）

七、治疗原则 ……………………………………（90）

八、手术治疗目的 …………………………………… （90）

九、手术治疗策略 …………………………………… （90）

第十一章　腕中关节不稳 ………………………… （95）

一、概述 ……………………………………………… （95）

二、病理生理 ………………………………………… （95）

三、分类 ……………………………………………… （96）

四、临床表现 ………………………………………… （97）

五、放射学检查 ……………………………………… （98）

六、治疗策略 ………………………………………… （98）

第十二章　风湿性腕关节炎 …………………… （103）

一、病理基础 ……………………………………… （103）

二、临床表现 ……………………………………… （103）

三、治疗策略 ……………………………………… （104）

第十三章　骨性腕关节炎 ……………………… （113）

一、概述 …………………………………………… （113）

二、临床表现 ……………………………………… （113）

三、治疗策略 ……………………………………… （113）

第十四章　腕管综合征 ………………………… （126）

一、概述 …………………………………………… （126）

二、解剖结构 ……………………………………… （126）

三、病因 …………………………………………… （127）

四、临床表现 ……………………………………… （127）

五、影像学与电生理检查 ………………………… （128）

六、治疗策略 ……………………………………… （129）

第一章　Kienbock 病

一、病因

月骨缺血坏死是一种进行性疾病，表现为月骨塌陷和腕关节炎。Kienbock 于 1910 年首先描述该病，认为是创伤和韧带反复牵拉导致月骨缺血。Beckenbaugh 可能为创伤、解剖、血管性等原因引起，但仍然没有定论。有人提出 80% 月骨坏死与月骨微骨折有关。一般认为，尺骨负变异（图 1-1）和桡月间应力增加为最主要影响因素。Nakamura 认为，月骨的大小和尺骨坏死有一定相关。Gelberman 认为，大多数月骨的血供来源于掌侧和背侧骨间营养血管，但 20% 患者只是单根营养血管供血。也有学者认为，是多次的微创伤或骨折导致月骨的缺血坏死。Hulten 发现 78% 月骨缺血坏死患者存在尺骨负变异。Tsuge 认为尺骨负变异可导致尺侧腕和部分月骨的剪应力提高，引起月骨的坏死。

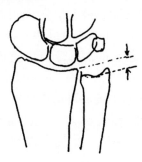

图 1-1　尺骨负变异

目前，月骨缺血坏死的自然过程不是十分清楚，但大多数学者认为，月骨进行性坏死和腕关节炎改变是不可避免的。Kristensen 观察到 20 年随访的患者中有 80% 在腕部剧烈活动时才出现腕关节疼痛，轻微活动时疼痛不是太明显。然而，2/3 的患者 X 线片显示腕关节炎改变。

二、临床表现

腕部疼痛，尤其是剧烈活动时出现疼痛。

摄片检查能够诊断，必要时行 MRI 检查（图 1 - 2、图 1 - 3）。

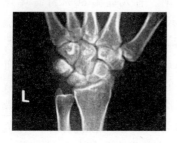 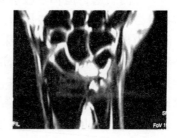

图 1-2　X 线片示月骨正常　　图 1-3　MRI 示月骨早期坏死

治疗方式的选择要根据放射学分类而定。

放射学分类（Stahl 和 Lichtman 法）：

（1） Ⅰ 期：放射学正常，骨扫描摄取量增加。MRI 可诊断。

（2） Ⅱ 期：骨密度改变并可出现月骨桡侧缘的早期塌陷。

（3） Ⅲ 期：月骨塌陷，头状骨向近端移位。①腕骨排列正常，无固定性舟骨旋转。②腕骨排列异常，固定性舟骨旋转。

（4） Ⅳ 期：严重月骨塌陷，其余腕骨硬化和骨赘形成。

三、治疗策略

根据尺骨相对桡骨的高度可分为尺骨正变异和负变异。尺骨负变异时，桡骨与月骨之间应力较大，应该降低桡骨高度，达到减慢月骨缺血坏死的进程。因此，根据尺骨高度不同，Ⅰ～ⅢA期治疗的原则也不同。但ⅢB期以后治疗原则相同。

1. 尺骨负变异情况的治疗原则

（1）Ⅰ期：制动，可行桡骨短缩。

（2）Ⅱ—ⅢA期：桡骨短缩。

（3）ⅢB—Ⅳ期：同尺骨正变异的治疗原则。

2. 尺骨正变异情况的治疗原则

（1）Ⅰ期：制动，可行月骨再血管化。

（2）Ⅱ—ⅢA期：月骨再血管化，或头骨短缩。

（3）ⅢB期：舟头融合或舟骨大小多角骨三关节融合。

（4）Ⅳ期：近排腕骨切除或腕关节融合术。

四、治疗方式

1. 血管化骨移植术的治疗进展

采用血管化骨移植治疗月骨坏死，针对月骨缺血这一最主要的病因，临床上取得较好疗效。带血管骨移植方法多种，包括第二掌背动脉血管蒂（Hori Y 法）、带血管蒂的腕豆骨（Saffar 法）、旋前方肌为蒂的桡骨（Gong HS 法）、远端背侧血管蒂的桡骨（Shin AY 法、Moran SL 法）和游离髂骨移植。不带血管蒂的骨移植为将月骨空心化后植松质骨，临床适应证为月骨外壳软骨面完整，无明显月骨塌陷。

Braun 追踪 8 例带旋前方肌的桡骨移植，月骨全部愈合。其中，4 例月骨塌陷改变消除。Hori 采用第二掌骨动脉血管蒂的掌骨移植，9 例中的 8 例放射学方面出现骨愈合和骨硬化改善。但采用单纯血管蒂植入的治疗方法效果不是很理想，许多患者后期出现骨关节炎改变。Daecke 采用腕豆骨带血管移植术，治疗 23 例随访平均 10 年，20 例患者术后疼痛得到改善，握力和腕关节活动度有所提高。近 10 年临床证实，采用远端背侧血管蒂的桡骨移植术手术方式得到推广，其疗效比较肯定。其背侧手术入路相对简单，对腕部损伤较小；血管蒂长和血管口径较大，分离比较容易。Moran SL 推荐和鼓励采用该手术方式，26 例患者采用该方法随访 31 个月，92% 患者术后疼痛消失，71% 患者 MRI 证实月骨再血管化。

带血管蒂的骨移植术后月骨再血管化的过程中，可能出现月骨的再次塌陷。究其原因，多为月骨过早出现载荷应力。因此，该术后要尽量避免月骨的应力。石膏或外固定架制动至少要 8～12 周。

2. 远端背侧血管蒂的桡骨移植术（Moran SL 法）

带暨 4+5 的伸肌间室的血管（ECA）的桡骨移植术。其手术方式如下：

背侧纵向切口，以月骨和桡骨轴线为标志，切口伸肌支持带后，将伸指总肌和小指固有伸肌向两侧牵开。暴露关节囊表面，辨认第四和第五伸肌间室血管，及两者汇合至骨间前动脉的位置。在其汇合的近端结扎血管。在第四伸肌间室血管远端处，根据需要设计切取得桡骨适当大小（图 1－4、图 1－5）。行月骨背侧钻孔，去除月骨内的大部分骨质后，修整桡骨填入月骨腔内，将桡骨的皮质面作为月骨的背侧表面。缝合伸肌支持带和皮肤。为减少术后对月骨应力，可采用 2 枚克氏针撑开舟头间隙（图1-7），或采用外固定支架固定8～12周。

优点：相对单纯血管植入、腕豆骨移植等，该手术方式较简单，疗效好。该血管恒定，血管蒂粗且长，术中分离时不易损伤。

缺点：因为对月骨钻孔及去除硬化骨的手术过程，可能导致人为的月骨塌陷。

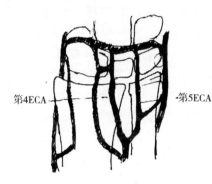

第4ECA　　　　　　第5ECA

图1-4　第4ECA、5ECA

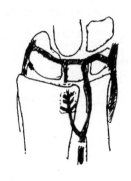

图1-5　桡骨块的设计

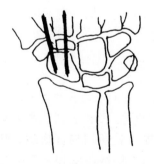

图1-6　STT 的克氏针固定方式

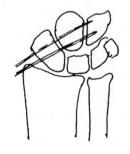

图1-7　克氏针撑开舟头间隙

3. 桡骨短缩术

尺骨负变异的月骨坏死的Ⅰ期、Ⅱ期和ⅢA期患者，适合做桡骨短缩术。术前测定桡骨需要短缩的长度，建议短缩的量达到 1～2 mm 的尺骨正变异。

（1）手术方式。前臂桡掌侧入路，沿桡侧腕屈肌的桡侧缘做长 15 cm 左右的纵向切口，将桡侧腕屈肌腱牵开向尺侧，桡动脉和静脉分离后向桡侧牵开，显露拇长屈肌，并向桡侧牵开。显露旋前方肌，保留桡骨处 5 mm 旋前方肌，纵向切开该肌，显露出桡骨。采用 7 孔或 8 孔的 LCP 钢板放在桡骨上，标记出需要截骨的平面和螺钉的位置。钢板塑性后，先在近端采用 2 枚螺钉固定在钢板上，其中一枚紧临需要截骨的平面，另外一枚在钢板的最近端的孔内；然后，采用标记笔在桡骨的桡侧标记截骨线和桡骨的纵向轴线。根据术前测定的需要截骨长度，确定短缩的长度。暂时取下钢板和螺钉，采用摆锯截骨。一般采用短斜形截骨或横形截骨。完成截骨后，重新放置钢板，上螺钉固定。注意观察桡骨刚才标记的纵向轴线，桡骨不要出现旋转。拧紧螺钉后观察截骨线间有无间隙。缝合旋前方肌，放置引流，关闭切口。

（2）术后处理。用短臂石膏固定 8 周。定期摄片检查月骨愈合情况，一般 8 周左右可愈合。

4. 尺骨截骨骨再生延长术

桡骨缩短术是一种常规手术，相对于尺骨延长术，具有术后骨愈合率高的优势。但尺骨延长术手术创伤相对较小。Ilizarov 认为，骨再生延长术可提高骨断端局部血运 330% 左右。但 Armistead 认为，尺骨延长术仍然存在 13% 骨不连。因此，目前通过改进手术方法，采用尺骨截骨骨再生延长术，逐渐克服术后骨不愈合的缺点。该方法有不需要二次手术取出内植物的优点。随着延长器械的改进，该方法逐渐得到临床应用。可能成为替代桡骨短缩术的一种选择。同时，该手术方式不同常规截骨延长术，就是截断尺骨后，采用外固定延长器，缓慢延长尺骨，具有桡骨短缩术减轻月骨应力的生物力学价值。

手术方式：

（1）要先选择该部位特制的外固定延长器，常见的有 Universal Mini External Fixator（Umex）。如果骨延长在 2.0 mm 内，截骨上下上一枚 2.5 mm 的螺钉，如果在 2.0 mm 以上，截骨上下上两枚螺钉。皮质截骨平面在尺骨头近端 1.5～2.0 cm 水平。背侧 1.5 cm 长的皮肤切口，纵向切开骨膜后尽量不损伤骨膜及周围软组织。行摆锯截骨，然后缝合骨膜，上外固定延长器。

（2）术后 1 周开始骨延长，每 12 小时延长 0.20～0.25 mm。如果术前负变异在 2.0 mm 内，可延长至正变异 1.0 mm；如果术前负变异在 2.0 mm 以上，延长到中立位就可以。延长到位后，再固定 6～8 周，以至骨愈合，才能拆除固定延长器。

对于ⅢB 期及Ⅳ期患者，由于月骨塌陷，无法进行月骨修复，因此，月骨切除术是不可避免的。在月骨切除的同时，可采用月骨置换术，置换的材料包括肌腱球、人工月骨等。如果合并近排腕骨排列异常，在月骨切除的同时，往往更倾向于采用近排腕骨切除、有限性腕骨融合、腕关节融合术等方式。近排腕骨切除术和有限性腕骨融合术临床疗效比较相似。但近排腕骨切除术相对简单，无骨不愈合的问题。

5. 舟骨大小多角骨三关节融合术（STT 融合术）

该手术固定腕关节桡侧，使应力从腕关节桡侧经过，而让不能够受力的尺侧不负重。

对于月骨坏死的ⅢB 期和Ⅳ期患者，月骨已经破碎，软骨面损害严重，无法做月骨再血管化。因此，该阶段治疗必须切除月骨。治疗方式包括月骨置换、月骨单纯切除、有限腕骨融

7

合、近排腕骨切除术等。Rhee 比较 STT 融合术和近排腕骨切除术，发现总体是近排腕骨切除术疗效较好。Nakamura 则认为，在月骨坏死后期患者，桡骨的月骨窝可出现明显软骨剥脱和损害，采用近排腕骨切除术，产生的头骨和桡骨的新关节磨合，可因为月骨窝的损害再次出现关节炎加重改变。因此，建议采用 MRI 和关节镜来明确诊断月骨窝的关节面改变，以便更好地选择手术方式。Pisano 和 Piemer 报道 STT 融合术后骨不愈合率较高，为 12%。其他文献也提示采用 STT 融合术后的腕关节并发症相对较多，不少患者后期需要采用腕关节融合术。

手术方式：

腕桡背侧斜性切口，自第三和第四肌间室后，纵形切开关节囊，暴露出月骨处，切除月骨，清理局部的瘢痕组织。偏桡侧在 STT 间隙打开腕背侧腕骨间韧带，清理 STT 关节内韧带软骨面，去除舟骨与大多角骨、舟骨与小多角骨、大小多角骨间的关节面。复位舟骨的位置后，取髂骨植骨，填充 STT 关节间，上克氏针后固定大小多角骨、舟骨小多角骨间和舟骨大角骨间（图 1-6），或用螺钉固定。术后，POP 石膏固定 6～8 周，根据骨愈合情况，拔出克氏针。再支具固定 4～6 周。

6. 近排腕骨切除术和腕关节融合术

此手术方式见第十三章"骨性腕关节炎"相关内容。

近排腕骨切除术是一种手术简单、疗效满意的手术方式。其术后并发症较低、腕关节活动度好、改善症状明显，但术后桡偏运动有不同程度的受限，其原因可能为桡偏运动多发生在远、近排腕骨间，切除了近排腕骨后，该运动因此出现受限。也有学者认为，桡骨茎突对其有阻挡作用，建议在做近排腕骨切除的同时切除桡骨茎突。但 Imbriglia 则不支持，他认为桡骨茎突切除，可能导致桡头韧带的损伤，导致腕骨向尺侧移位。

（李智勇）

参 考 文 献

[1] Tsuge S, Nakamura R. Anatomical risk factors for Kienbock's disease. J Hand Surg, 1993, (18): 70 - 75, 257 - 262.

[2] Lichtman D M, Mack G R, MacDonald R I, et al. Kienbock's disease: the role of silicone replacement arthroplasty. J Bone Joint Surg (Am), 1977, (59): 899 - 908.

[3] O Hulten. Uber anatomische Variationen der Handgelenk - kenochen Acta Radiol Scand, 1928, 9: 155.

[4] Beckenbaugh R D, Shives T C, Dobyns J H, et al. Kienbock's disease: the natural history of Kienbock's disease and consideration of lunate fractures. Clin Orthop Relat Res, 1980, 149: 98 - 106.

[5] Gelberman R H, Bauman T D, Menon J, et al. The vascularity of the lunate bone and Kienbock's disease. J Hand Surg (Am), 1980, 5: 272 - 278.

[6] Lichtman D M, Degnan G G. Staging and its use in the determination of treatment modalities for Kienbock's disease. Hand Clin, 1993, 9(3): 409 - 416.

[7] Trail I A, Linscheid R L, Quenzer D E, et al. Ulnar lengthening and radial recession procedures for Kienbock's disease. Long - term clinical and radiographic follow - up. J Hand Surg (Br), 1996, 21: 169 - 176.

[8] Kristensen S S, Thomassen E, Christensen F. Kienbock's disease - rate results by non - surgical treatment. A follow - up study. J Hand Surg (Br), 1986, 11: 422 - 425.

[9] Stahl F. On lunatomalacia (Kienbock's disease): clinical and roentgenological study, especially on its pathogenesis and late results of immobilization treatment. Acta Chir Scand Suppl, 1947, 126: 1 - 133 lengthen.

[10] Gong H S, Chung M S, Lee Y H, et al. Arthroplasty for advanced Kienbock's disease using a radial bone flap with a vascularised wrapping

of pronator quadratus. J Bone Joint Surg (Br), 2006, 88: 623 - 628.

[11] Shin A Y, Bishop A T. Treatment of Kienbock's disease with dorsal distal radius pedicled vascularized bone grafts. Atlas Hand Clin, 1999, 4: 91 - 118.

[12] Moran S L, Cooney W P, Berger R A, Bishop A T, Shin A Y. The use of the 4b5 extensor compartmental vascularized bone graft for the treatment of Kienbock's disease. J Hand Surg (Am), 2005, 30: 50 - 58.

[13] Daecke W, Lorenz S, Wieloch P, et al. Lunate resection and vascularized os pisiform transfer in Kienbock's disease: an average of 10 years of follow - up study after Saffar's procedure. J Hand Surg (Am), 2005, 30: 677 - 684.

[14] Hori Y, Tamai S, Okuda H, et al. Blood vessel trans - plantation to bone. J Hand Surg (Am), 1979, 4: 23 - 33.

[15] Braun R N. Pronator pedicle bone grafting in the forearm and proximal row. Orthop Trans, 1983, 7: 35.

[16] Daecke W, Lorenz S, Wieloch P, et al. Lunate resection and vascularized os pisiform transfer in Kienbock's disease: an average of 10 years of follow - up study after Saffar's procedure. J Hand Surg (Am), 2005, 30: 677 - 684.

[17] Rhee S K, Kim H M, Bahk W J, et al. A comparative study of the surgical procedures to treat advanced Kienbock's disease. J Korean Med Sci, 1996, 11: 171 - 178.

[18] Nakamura R, Horii E, Watanabe K, et al. Proximal row carpectomy versus limited wrist arthrodesis for advanced Kienbock's disease. J Hand Surg (Br) 1998, 23: 741 - 745.

[19] Pisano S M, Peimer C A, Wheeler D R, et al. Scaphocap - itate intercarpal arthrodesis. J Hand Surg (Am) 1991, 16: 328 - 333.

[20] Imbriglia J E, Broudy A S, Hagberg W C, McKernan D. Proximal row carpectomy: clinical evaluation. J Hand Surg (Am) 1990, 15: 426 - 430.

[21] Imbriglia J E, Broudy A S, Hagberg W C, McKernan D. Proximal row carpectomy: clinical evaluation. J Hand Surg (Am) 1990, 15: 426 - 430.

第二章 TFCC 损伤

一、解剖与功能

三角纤维软骨复合体（triangular fibrocartilage complex，TFCC）是腕部一个解剖学和生物力学意义上的多种坚韧组织复合体，具有承受、传递和缓冲压力的作用，是维持腕关节尺侧稳定的主要结构，也是桡尺远侧关节的主要稳定结构之一。TFCC 包括三角纤维软骨（关节盘 TFC）、半月板近似物（尺腕半月板）、腕尺侧副韧带、桡尺背侧韧带（DRUL）、桡尺掌侧韧带（PRUL）、尺侧腕伸肌腱鞘、尺腕韧带。TFCC 起自桡骨远端月骨窝掌面的尺侧缘向尺侧走行，止于尺骨头凹和尺骨茎突基底后继续向远端延伸，最后止于三角骨、钩骨和第五掌骨底。先天性和获得性尺骨变异，容易造成位于尺骨头和尺月骨之间的 TFCC 中央软骨盘承受异常的应力分布，从而导致其磨损和撕裂。

二、TFCC 生物力学特点

在中立位时，桡骨承受桡尺远侧关节 60% 轴向负荷传递，尺骨承受桡尺远侧关节 40% 轴向负荷传递。若切除 TFCC，轴向负荷将重新分布，桡骨承受 95%，尺骨仅承受 5%。

桡骨远端虽然早期负荷量增加不会引起疼痛和不适，但若持续时间长则可导致腕关节发生退行性关节病，局部疼痛甚至出现尺腕关节撞击征。TFCC 具有三个重要的生物力学功能：①经腕尺侧的负荷传递功能；②当远侧桡尺韧带拉紧时，TF-

CC 能显著稳定远侧桡尺关节功能；③TFCC 能稳定尺腕关节（尺侧腕骨）。

三、TFCC 损伤的分类

1989 年，Palmer 将 TFCC 的损伤分为创伤性损伤和退变性损伤两种。

（1）创伤性损伤（Ⅰ类）。通常患者有摔倒史或者有腕部尺侧的牵拉损伤史，TFCC 典型受伤机制是在前臂旋前、腕关节过伸位时跌倒或腕尺侧受到直接撞击或牵拉。导致 TFCC 的撕裂是比较明显的，K. Sachar 等认为撕裂部位多发生在其四周边缘，也是 TFCC 的血管供应区。

1）TFCC 中央部撕裂或穿孔。

2）TFCC 从尺骨茎突的止点上撕裂，可伴或不伴尺骨茎突骨折。

3）尺腕掌侧韧带撕裂，TFCC 从其连接于尺腕骨处撕裂。

4）TFCC 从桡骨远端乙状切迹附着缘上撕脱，可伴或不伴桡骨远端骨折。

（2）退变性损伤（Ⅱ类）。

1）TFCC 水平部在近侧面或远侧面磨损，但未发生穿孔。

2）除水平部磨损外，还有月骨的尺侧面或尺骨头桡侧面软骨软化。

3）TFCC 的水平部发生穿孔，月骨和或三角骨软骨软化。

4）TFCC 的水平部发生穿孔，月骨和或三角骨软骨软化，月三角韧带穿孔。

5）尺腕撞击综合征的终末期，发生创伤性关节炎，TFCC 水平部通常完全消失，月三角骨间韧带完全断裂，尺腕关节炎。

四、临床表现及诊断

1. TFCC 损伤的症状

腕部尺侧疼痛并有腕部尺侧的急性肿胀史；腕部活动时有弹响；腕部感酸胀、无力；甚至 DRUJ 发生不稳，可伴有 DRUJ 半脱位。

2. TFCC 损伤查体

详细的体格检查是一种重要的诊断手段。急性损伤者可出现局部肿胀；尺骨远端及 TFCC 区域压痛；可出现腕关节活动下降、肌力下降；建议采用激发实验，即轴向挤压尺腕关节，在尺骨和月骨间研磨 TFCC，可以激惹出 TFCC 的疼痛。这也取决于不同的损伤机制，通过被动地完全旋前、旋后，也可以激惹出疼痛。

3. TFCC 损伤的诊断

详细的病史询问和体检；X 线片可观察是否有骨折、软骨损伤及尺骨位置改变，应常规摄前臂中立位的腕关节前后位和侧位 X 线片以评估有无尺骨变异，下尺桡关节是否匹配，有无尺骨茎突不连；关节造影，可发现造影剂从损伤部位溢出，仅有 50% 阳性率，并且基本无法定位损伤部位；MRI 对软组织损伤具有较高的准确性，但不同放射科医生对 TFCC 损伤的 MRI 报告差异大，并且正常腕关节有 50% 出现 MRI 信号强度改变；关节镜检查是诊断 TFCC 最可靠的方法，也是 TFCC 损伤最敏感的诊断工具，已经成为诊断和评估 TFCC 疾病的金标准，可在直视下观察损伤情况，包括撕裂部位、大小、形态。

4. 治疗策略

（1）保守治疗。包括去除病因、限制活动、理疗和对症药物治疗等。轻度的 TFCC 损伤可适当固定腕关节 4 ～ 6 周，再缓慢增加运动负荷，即可获得满意效果。

（2）腕关节镜治疗。

适应证：三角纤维软骨（TFC）的周围附着部分血运丰富，但关节盘的中央部分相对缺血。由于血供不同，TFC 的周缘部分有较强的愈合能力，损伤时可以考虑在关节镜下进行修复；而相对缺血的中央部分只能在关节镜下进行清理手术。如患者的病史、体检和 X 线提示有 TFCC 的机械性断裂，并出现明显的临床症状，则有行腕关节镜检查和手术的指征。

近年来，在运用腕关节镜诊断和治疗 TFCC 损伤方面取得了满意疗效。腕关节镜修复 TFCC 的关键是要清除撕裂组织的边缘直至正常的血运组织，以利于愈合和纤维血管的生长，而且要将 TFCC 的周边部分同关节囊对合良好，以促进愈合。

ⅠA 型首选清除不稳定的撕裂瓣，同时避免损伤桡尺掌背侧韧带。

ⅠB 型治疗是清除肥厚滑膜以确定撕裂位置，然后镜下修复。

ⅠC 型未合并腕关节不稳通常保守治疗；合并有尺腕关节不稳需要手术探查和修复。

ⅠD 型损伤较重，TFCC 从桡骨远端乙状切迹发生创伤性撕脱，通常合并有乙状切迹骨折。过去通常行石膏管形固定 6 周，现多建议使用关节镜修复术。

Minami A 认为，Ⅱ 型损伤为退变性，往往伴有尺骨正变异。

ⅡA 型主要采用腕关节清理术。

ⅡB 型主要行关节清理术，如有尺骨正向变异，则行尺骨短缩术。

ⅡC 型主要行关节清理术，清理破损的 TFCC 和关节软骨。

ⅡD 型行关节清理术，如果有尺骨正向变异且截除小于 4 mm，则行薄饼式切除术，切除时通过旋前旋后暴露 TFCC 病灶。

ⅡE 型是在ⅡD 型基础上进展到尺腕关节炎，如果有尺骨正变异且截除大于 4 mm，则行尺骨短缩术。

五、IB 型 TFCC 损伤的修复方式

1. Whipple 法

Whipple 技术主要应用于向背侧延伸的撕裂伤，为一种由内向外的缝合技术。即将中央软骨盘纵向缝合在第五、六伸肌间室的基底。关节镜通常由 3 - 4 入路置入，经 6-R 入路清除增生的纤维血管样组织，用微型刨削器切削软骨背侧缘，使之呈新鲜的创面；然后纵向延长切开入路，使之长 12 ～ 15 mm，切开尺侧腕伸肌腱鞘，将肌腱牵向尺侧或桡侧，经伸肌腱鞘底壁放入弯曲的空心针和抓线器：前者由桡尺远侧关节水平刺入，后者由桡腕关节水平进入；将空心针穿过 TFCC，把缝线的一端带入桡腕关节，然后再用抓线器将其带出，于关节外打结固定。一般缝合 2 ～ 3 针缝线。然后缝合伸肌支持带及皮肤切口。对于 TFCC 撕裂于尺骨茎突，可在透视下自尺骨茎突基底斜行钻孔，钻孔的克氏针直径 1.5 mm，然后插入空心针，在关节内用肌腱抓钳帮助使其穿过 TFCC 尺侧缘，然后用抓线器将缝线自 6-U 入路回抽出来，在茎突掌侧打结固定。

2. Poehling 技术

（1）手术方式。由 4 - 5 入路置入关节镜，由 1 - 2 或 3 - 4 入路刺入 20 号硬膜外穿刺针，在引导下，将硬膜外穿刺针穿过 TFCC 尺侧断缘，再自尺骨茎突上方韧带组织，穿皮肤而出；将一根 2 - 0 的可吸收缝线通过整个针体，在茎突处皮肤穿出后，将针头退回到关节内，然后再次穿过 TFCC 尺侧断缘，最后通过关节尺侧的韧带组织，穿出软组织及皮肤，此时，将缝线自针眼拉出，缝线两端都在尺侧，用血管钳固定在一起。整个过程重复 3 次，直到 3 根缝线全部到位。由 4 - 5 入路放入关节镜检查缝合情况，在尺侧皮肤切一小口，钝性分离皮下，用探针将所有缝线游离端钩回到切口内，然后拉紧，使 TFCC 断缘与尺侧关节囊合拢，最后打结系牢。（图 2 - 1、图 2 - 2）

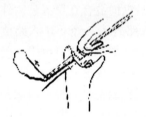 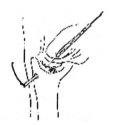

图 2 - 1　TFCC 修复（1）　　　图 2 - 2　TFCC 修复（2）

（2）术后处理。术后石膏管型固定腕关节 4 ~ 6 周，开始主动功能锻炼。

六、ID 型 TFCC 损伤的修复方式

（1）手术方式。从 3 - 4 入路插入关节镜，6-U 入路插入探针，检查 TFCC 的损伤情况，如果为 ID 型损伤，拔出探针，

插入磨钻，使乙状切迹被磨至显露软骨下骨。取出磨钻，插入
1.6 mm 的克氏针。克氏针要对准桡骨乙状切迹的磨损面，将
克氏针钻透至桡骨的桡侧（图 2-3），为桡骨茎突近侧 2～
3 mm 处腕背或第二间隙。重复钻孔 3～4 个。

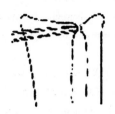

图 2-3 桡骨钻孔

自 4-5 入路插入关节镜，在 6-U 入路置入 2.9 mm 的套
管，在 6-R 放置抓钳夹持 TFCC 桡侧端，自 6-U 放入带缝线的
针，穿 TFCC 桡侧缘后再穿桡骨的孔至桡骨桡侧穿出皮肤。第
2 根缝线在距第一根缝线 2～3 mm 处穿过 TFCC。一般使用
2～3 根缝线。在所有缝合线放置好后，取出关节镜和器械，
在腕背第 1-2 间隔处，纵向切开皮肤 1 cm。钝性分离皮下，
将缝线引出，拉紧打结固定。可采用 3-4 入路插入关节镜下
观察 TFCC 的修复情况。目前，也可以采用类似半月板缝合器
方式直接缝合。

（2）术后处理。术后长臂石膏托固定患腕于旋后 60°位
4 周，然后开始中立位活动度锻炼，术后 6 周开始腕部关节全
范围活动度功能锻炼。

（易建华）

参 考 文 献

[1] Ahn A K, Chang D, Plate A M. Triangular fibrocartilage complex tears:

a review. Bull NYU Hosp Jt Dis, 2006, 64 (3 -4): 114 -118.

[2] Sachar K. Ulnar -sided wrist pain: evaluation and treatment of triangular fibrocartilage complex tears, ulnocarpal impaction syndrome, and lunotriquetral ligament tears. J Hand Surg (Am), 2008, 33 (9): 1669 -1679.

[3] Minami A, Kato H. Ulnar shortening for triangular fibrocartilage complex tears associated with ulnar positive variance. J Hand Surg (Am), 1998, 23 (5): 904 -908.

[4] Palmer A K, Werner F W. The triangular fibrocartilage complex of the wrist: anatomy and function. J Hand Surg, 1981, 6: 153 -162.

[5] Moritomo H, Murase T, Arimitsu S, Oka K, Yoshikawa H, Sugamoto K. Change in the length of the ulnocarpal ligaments during radiocarpal motion: possible impact on triangular fibrocartilage complex foveal tears. J Hand Surg (Am), 2008, 33 (8): 1278 -1286.

[6] Tomaino M M, Weiser R W. Combined arthroscopic TFCC debridement and wafer resection of the distal ulna in wrists with triangular fibrocartilage complex tears and positive ulnar variance. J Hand Surg Am, 2001, 26 (6): 1047 -1052.

[7] Tatebe M, Horii E, Nakao E, et al. Repair of the triangular fibrocartilage complex after ulnar - shortening osteotomy: second - look arthroscopy. J Hand Surg (Am), 2007, 32 (4): 445 -449.

[8] Bernstein M A, Nagle D J, Martinez A, Stogin J M, Jr, Wiedrich T A. A comparison of combined arthroscopic triangular fibrocartilage complex debridement and arthroscopic wafer distal ulna resection versus arthroscopic triangular fibrocartilage complex debridement and ulnar shortening osteotomy for ulnocarpal abutment syndrome. Arthroscopy, 2004, 20 (4): 392 -401.

[9] Watson H K, Weinzweig J. Triquetral impingement ligament tear (TILT). J Hand Surg, 1999, 24B: 321 -324.

[10] Shinji Nishikawa, Satoshi Toh. Anatomical study of the carpal attachment of the triangular fibrocartilage complex. J Bone and Joint Surg,

2002, 84B: 1062 - 1065.

[11] Chung K C, Zimmerman N D, Travis T T. Wrist arthrography versus arthroscopy: A comparative study of 150 cases. J Hand Surg (Am), 1996, 21: 591 - 594.

[12] Schers T J, van Heusden H A. Evaluation of chronic wrist pain. Arthroscopy superior to arthrography: Comparison in 39 patients. Acta Orthop Scand, 1995, 66 (6): 540 - 542.

[13] Sachar K. Ulnar - sided wrist pain: evaluation and treatment of triangular fibrocartilage complex tears, ulnocarpal impaction syndrome, and lunotriquetral ligament tears. J Hand Surg Am, 2008, 33 (9): 1669 - 1679.

[14] Haims A H, Schweitzer M E, Morrison W B, et al. Limitations of MR imaging in the diagnosis of peripheral tears of the triangular fibrocartilage or the wrist. AJR Am J Roentgenol, 2002, 178 (2): 419 - 422.

[15] Blazar P E, Chan P S H, Kneeland J B, et al. The effect of observer experience on magnetic resonance imaging interpretation and localization of triangular fibrocartilage complex lesions. J Hand Surg (Am), 2001, 26: 742 - 748.

[16] Palmer A K. Triangular fibrocartilage complex lesions: A classification. J Hand Surg (Am), 1989, 14: 594 - 606.

[17] Anthony K A, David Chang, Ann - Marie Plate. Triangular Fibrocartilage Complex Tears. Bulletin of the NYU Hospital for Joint Diseases, 2006, 64: 114 - 118.

[18] Byung Sung Kim, and Hyun Seok Song. A Comparison of Ulnar Shortening Osteotomy Alone Versus Combined Arthroscopic Triangular Fibrocartilage Complex Debridement and Ulnar Shortening Osteotomy for Ulnar Impaction Syndrome. Clin Orthop Surg, 2011, 3 (3): 184 - 190.

[19] Husby T, Haugstvedt J R. Long - term results after arthroscopic resection of lesions of the triangular fibrocartilage complex. Scand J Plast Reconstr Hand Surg, 2001, 35 (1): 79 - 83.

[20] Shih J T, Lee H M, Tan C M. Early isolated triangular fibrocartilage

complex tears: Management by arthroscopic repair. J Trauma, 2002, 53 (5): 922 – 927.

[21] Palmer A K. The distal radioulnar joint. Anatomy, biomechanics, and triangular fibrocartilage complex abnormalities. Hand Clin, 1987, 3: 31 – 40.

[22] Bohringer G, Schadel – Hopfner M, Petermann J, et al. A method for all – inside arthroscopic repair of Palmer 1B triangular fibrocartilage complex tears. Arthroscopy, 2002, 18 (2): 211 – 213.

[23] Fulcher S M, Poehling G G. The role of operative arthroscopy for the diagnosis and treatment of lesions about the distal ulna. Hand Clin, 1998, 14 (2): 285 – 296.

第三章 舟 骨 骨 折

舟骨骨折是腕部最主要骨折，占腕部骨折的80%。其中，舟骨腰部骨折占舟骨骨折的80%。80%发生于男性，在20～30岁多见。

一、损伤机制

前臂过伸，腕背伸位跌倒所致。

二、临床解剖

舟骨近极与月骨连接，通过舟月韧带，包括舟月掌侧和背侧韧带，其中，背侧韧带最为坚强。舟骨掌侧为桡舟头韧带。舟月韧带和桡舟头韧带拴住舟骨近极，导致舟骨骨折时，舟骨远端向掌屈移位，舟骨近极和月骨向背伸移位，形成 DISI 畸形。

三、舟骨血供

舟骨血供主要来源于桡动脉，通过血管分支和滋养孔达到舟骨腰部的背脊，并在骨内发出分支向近端和掌侧，营养舟骨近极。其他20%～30%血供来源于桡动脉或掌浅弓，营养舟骨远端的掌侧。因此，近端舟骨的血管为单一来源，舟骨腰部损伤后容易导致舟骨近端的缺血性坏死。骨缺血性坏死为13%～50%，多为发生在舟骨近端1/5骨折所致。

四、临床表现

临床表现为腕部肿胀、疼痛、活动受限。

（1）临床检查。鼻烟窝处触痛，纵向挤压拇指诱发疼痛，屈腕和桡偏腕关节时疼痛，活动受限。

（2）放射学检查。常规采用 X 线片检查，如果怀疑舟骨骨折，检查采用骨短层扫描或 MRI 检查明确诊断。

急性损伤时，由于可能为正常 X 线表现，因此很难早期诊断。鼻烟窝处的触痛，纵向挤压拇指诱发疼痛，屈腕和桡偏腕关节时疼痛，活动受限等，要高度怀疑舟骨骨折。舟骨按压试验和舟骨结节按压试验也有助诊断舟骨骨折，但仍然不能够排除舟骨骨折的存在。Parvizi 前瞻性研究 215 例舟骨骨折患者，鼻烟窝触痛、舟骨按压试验、舟骨结节按压试验的敏感性分别为 19%，30%，48%。X 线片阴性结果，若高度怀疑骨折，则石膏固定 2 周后，再摄片复查，这时骨折端骨质吸收可明确诊断；但若怀疑为舟骨骨折，最后确定证实的概率不高，文献报道为 2%～12%。而早期骨断层扫描诊断舟骨骨折的敏感性高，如果怀疑舟骨骨折，可建议做骨断层扫描。

目前，认为 MRI 可早期发现舟骨骨折，提倡如果怀疑舟骨骨折，也可早期行 MRI 检查。

五、分类

三种主要的分类方法为 Mayo 法、Russe 法、Herbert 法。其中前两种分类方法依据舟骨的解剖分类，Herbert 法依据骨折的稳定性分类。从临床角度来看，Herbert 法更为实用。

Herbert 分类法：A 型为稳定性骨折，B 型为不稳定性骨折。

A1 型：舟骨结节骨折。

A2 型：舟骨不完全性骨折或无移位舟骨骨折。

B1 型：斜形远端 1/3 骨折。

B2 型：移位的舟骨骨折。

B3 型：舟骨近极骨折（图 3 - 1）。

B4 型：舟骨骨折合并脱位。

B5 型：粉碎性骨折。

C 型：6 周石膏固定显示骨折延迟愈合。

D 型：骨折不愈合。D1 为骨折间纤维组织。D2 型为骨折端硬化。

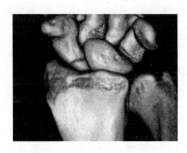

图 3 - 1　舟骨近极骨折

六、治疗策略

1. 新鲜骨折的治疗

（1）对于 A 型骨折，多采用保守治疗，管形石膏固定 10 ~ 12 周。对于移位超过 1 mm 的骨折，尤其是舟骨近极骨折，舟月角大于 60°，或小于 30°，建议采用手术治疗。由于保守治疗骨折，需要固定时间太长，也可以考虑采用手术治疗无移位的 A2 型骨折。一旦决定采用手术治疗，可采用中空加压螺钉固定，掌侧和背侧入路多可以采用。对于明显骨折移位，掌侧切开复位比较方便。

（2）对于无明显移位舟骨骨折，为了早期活动，也可以采用手术治疗，建议采用经皮螺钉固定术。如果采用经皮螺钉固定，背侧入路比较方便，但可能破坏舟骨近端血运，对近极关节面也有部分破坏。

七、手术治疗舟骨骨折的适应证及并发症

1. 绝对适应证

骨折移位大于 1 mm、骨折成角、腕关节不稳（如合并月骨周围脱位）、陈旧性舟骨骨折。

2. 相对适应证

舟骨近极骨折（大部分）、经皮固定无移位骨折（目的为尽早恢复正常生活）、合并手或前臂的骨折。

3. 舟骨骨折切开复位内固定手术的并发症

并发症包括手术疤痕增生、骨不愈合或延迟愈合、缺血性坏死、腕骨不稳、螺钉头露出、反射性交感神经萎缩等。

由于舟骨是靠月骨与近排腕骨相连，通过舟大小多角骨间韧带与远排腕骨相连，因此，舟骨骨折后其剪应力作用导致骨折很难愈合。骨折不愈合，进一步导致腕的 DISI 畸形。舟骨的 80% 为关节面，因此，很难形成骨痂来稳定骨折端。消除骨折端的微活动必须采用坚强内固定方式固定。内固定稳定必须具备五个因素：骨质量、骨折形状、内固定物、复位情况和内固定物的位置。舟骨不愈合的发生率为 10% 左右，可出现腕关节疼痛，后期出现骨关节炎等问题。外科治疗舟骨不愈合，多采用切开复位，骨折端瘢痕和硬化骨切除，螺钉固定和植骨处理。严重者采用关节融合术等治疗。

八、舟骨不愈合的分期（Mack-Lichtman 法）

（1）Ⅰ期：稳定无移位的舟骨不愈合，无关节退行性改变。

（2）Ⅱ期：不稳定，骨折明显移位的舟骨不愈合，无关节退行性改变。

（3）Ⅲ期：轻度关节炎改变，包括桡骨茎突骨赘形成，桡舟关节间隙变窄。

（4）Ⅳ期：中度关节炎改变，但无桡月关节炎。

（5）Ⅴ期：中度关节炎改变，存在桡月关节炎。

九、舟骨不愈合的治疗策略

如果无关节炎和关节退变，可保留舟骨，采用带血管或不带血管骨移植手术。可采用内固定或不采用内固定；如果存在关节炎和关节退变，有限或腕关节融合术可产生无痛稳定的腕关节；或采用近排腕骨切除术、骨间前或后神经切断术。

（1）Ⅰ期：采用骨移植术，可带血管或不带血管，带血管骨移植多用于术中证实或 MRI 显示无血供的舟骨近极。骨折端的瘢痕组织要彻底切除，骨折固定可采用。克氏针固定的优势为固定简单，去除骨质较少。螺钉固定可提供骨折端的加压，但去除的骨质较多。

（2）Ⅱ期：复位舟骨，纠正舟骨的旋转移位，楔性骨块植入，克氏针或螺钉固定。

（3）Ⅲ期：如果单纯桡骨茎突骨赘形成，可采用保留舟骨，行植骨内固定，桡骨茎突切除。如果舟月韧带完整，可行舟骨远端骨碎片切除。如果舟骨窝和桡骨茎突明显关节炎改变，舟骨要切除，行近排腕骨切除术或四角融合术，或部分或完全腕关节融合术。

（4）Ⅳ期或Ⅴ期：采用腕关节融合术。

十、手术选择

1. 掌侧入路 Herbert 螺钉固定术

掌侧入路 Herbert 螺钉固定，对于近极骨折端较小，很难加压，导致骨折固定不佳，愈合下降。掌侧置入螺钉，由于大多角骨的阻挡，导致固定很难穿舟骨纵轴的中心，也影响固定的效果。因此，手术当中往往需要切除部分大多角骨。术后可能出现舟大角骨关节炎。

掌侧置入螺钉，也容易穿透关节面，导致螺钉头露出。螺钉尽量固定相对长些，这样固定的强度更大。

（1）手术方式。腕桡掌侧斜切口，以舟骨结节为中心，远侧自舟骨结节斜向第一腕掌关节，近侧顺桡侧屈腕肌的桡侧切开 2 cm。结扎桡动脉的掌浅支，将桡侧腕屈肌向尺侧牵开，向远端显露大多角骨缘，切开鱼际肌在大多角骨的止点，注意分辨和保留桡舟头韧带，切开关节囊，显露舟骨全长。显露骨折端，清理骨折端血肿、肉芽组织或小碎骨块。复位舟骨，切除阻碍螺钉进入的部分大多角骨桡侧缘，自舟骨结节尖端尺端缘向近极钻入导针两枚，导针朝背侧和近侧方向，透视下检查复位情况。采用导向固定器置入 2.8 mm 的 Herbert 螺钉或中空螺钉（图 3 -2）。透视下检查螺钉的位置，缝合关节囊。

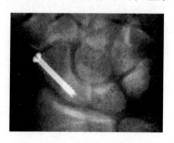

图 3 -2　置入中空螺钉

（2）术后处理。石膏固定3周，定期检查骨折愈合情况。

2. 背侧入路螺钉固定术

背侧入路置入螺钉，较容易用导针穿舟骨轴中心，无骨阻挡。

螺钉固定的最理想状态是尽可能选择长度较长的螺钉，自近极向远极方向。这样，才能尽可能降低骨折端的剪应力。

（1）手术方式。腕背桡侧横形切口，以桡腕关节间隙为轴，小心切开第二、三伸肌间室，将拇长伸肌、桡侧伸腕长短肌牵向桡侧，横形切开关节囊，显露舟骨背侧，清理骨折间的肉芽组织或血肿，显露骨折端，注意勿剥离近极骨折处背脊的软组织，以免破坏近极的血运，复位骨折。屈腕位自舟骨近极向远极斜45°钻入导针，透视下检查骨折复位情况，观察舟骨有无旋转和骨折间隔有无消失。另外钻入一枚导针控制旋转。测量需要置入螺钉长度，置入2.8 mm直径的Herbert螺钉。螺钉尾端要埋入关节软骨的下方，透视下检查螺钉位置和骨折加压情况，缝合关节囊。

（2）术后处理。术后用石膏固定3～4周，定期摄片检查骨折愈合情况。

3. 关节镜辅助下背侧经皮螺钉置入术

该手术方式采用经皮置入螺钉，克服切开复位的皮肤瘢痕、术后固定时间较长等缺点，但该手术技术操作难度大，需要一个学习过程。可能出现固定置入物位置不良、背侧肌腱和神经损伤等并发症。

（1）手术方式。背侧螺钉置入，自背侧向腕掌侧打入导针，先透视下确定导针进入的定位，为舟骨近极的中心，向拇指基底，舟大多角骨关节间隙方向。如果舟骨骨折有移位，可在舟骨远近极各穿入一枚克氏针,调整两枚克氏针方向,透视下复位,复位满意后,腕关节屈曲45°位,再将导针自近极向远极置入。透视检查,再平行穿入另一枚导针。置入关节镜在腕关节和腕中关节,检查复位情况。腕中关节对骨折复位情况更能够看清楚。测量需要置入的螺钉长度,可从导针上读出,或用测深器测定。背侧导针出皮肤切一小口,以便螺钉置入。螺钉长度一般不超过 4 cm。螺钉固定满意后,再拔除另外一枚导针。

(2) 术后处理。用石膏固定 4 ～6 周。

4. 带血管蒂桡骨茎突植骨术 (Zaidemberg 法)

带血运骨块治疗预后较差的舟骨骨折可提高愈合率。在治疗舟骨缺血性不愈合方面,带血管蒂植骨块明显优于不带血管蒂的植骨块。其中,带血管蒂的桡骨茎突应用方便,解剖恒定,临床应用广泛。Zaidemberg 在 1991 年首先描述该手术方式。Mayo 临床中心随访 50 例患者,采用该方法治疗舟骨骨折不愈合,49 例在术后 16 周出现骨愈合。但对于近极骨折不愈合患者,采用该方法的愈合概率不是太高。Boyer 观察 10 例舟骨近极骨折不愈合患者,只有 6 例患者出现骨愈合。Steinmann 观察到 64% 患者术后效果达到良或优水平。影响该手术方式的疗效因素包括近极缺血性坏死、吸烟、近极粉碎性骨折、内固定方式等。

(1) 禁忌证。桡骨远端粉碎性骨折、腕关节骨骺发育不成熟、桡腕关节炎患者。

(2) 手术方式。采用 1 ～ 2 间室间支持带上动脉 (1-2ICSRA) 为血管蒂,该血管起自桡动脉,在鼻烟窝处发自桡动脉,逆向近端走行在肱桡肌深面和背侧伸肌支持带表面,60% 该血管滋养动脉在桡腕关节近侧 1.5 cm 处进入桡骨松质

骨，血管口径为 0.3 mm 左右。（图 3-3）

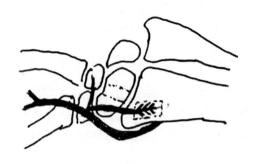

图 3-3　桡骨块的设计

采用桡背侧弧形切口，同时显露舟骨和供骨区，牵开皮下组织，找到桡神经浅支并保护好，在第二和第三指伸肌腱间隔之间的腕背支持带表面，找到 1～2 伸肌间室间血管（ICSRA），在其两侧将第一、二伸肌间隔切开，连同间室间血管在内做成支持带组织条，植骨块中心设计在桡腕关节近侧 1.5 cm 处。

桡背侧关节囊横行切开后，暴露舟骨不愈合处，远端骨折不愈合，可采用背侧嵌入植骨，舟骨短缩并驼背畸形，采用间置式掌侧植骨。先复位骨折端，清理骨折端纤维组织和硬化骨，测量骨缺损大小。根据骨缺损大小，设计桡骨茎突块的切取大小。以桡腕关节近侧 1.5 cm 为中心进行截骨，注意避免牵拉和损伤血管蒂，撬起植骨块后，放松止血带，观察骨块的血运。

将蒂部分离到血管起始处，注意血管蒂旋转时无张力。修整植骨块，将骨块从桡侧伸腕肌下穿至舟骨，轻轻将骨块嵌入舟骨骨槽中，然后采用克氏针或螺钉固定。固定方式要安全可靠并且不要影响到血管蒂。

缝合腕关节囊和伸肌支持带，注意保护血管蒂。依层缝合皮下和皮肤。拇指长臂人字石膏固定。

（3）术后处理。长臂石膏固定前臂旋转中立位 6 周。根据骨折愈合情况，换短臂石膏固定 6～8 周。

5. 不带血管的植骨移植治疗舟骨不愈合（Russe 法）

1960 年，Russe 首先介绍该手术方式。早期报道该方法成功几率为 90% 左右，但在适应证选择方面要求较高。由于需要术后制动 4～6 个月和没有矫正舟骨成角畸形，容易导致腕关节僵硬。

（1）适应证。舟骨腰部骨折的不愈合，移位不明显。

（2）禁忌证。近端骨块太小，小于舟骨的 1/3 长度；重度腕关节不稳；舟骨近端丧失血运；腕关节炎。

（3）手术方式。腕桡掌侧切口，平行桡侧腕屈肌长 4 cm 的切口，远端向桡侧鱼际方向延长 2 cm。注意勿损伤正中神经的掌浅支，打开 FCU 腱鞘，将其牵向尺侧。切开肌腱深面的腱鞘，显露关节囊。切开关节囊，暴露腕关节，显露舟骨骨折不愈合处。用骨刀在舟骨掌侧皮质上做 4 mm×12 mm 的骨窗，清理骨腔时要小心，不要穿破骨皮质，必须保留完整的关节软骨和皮质骨壳。

从桡骨远端切取植骨块，在桡骨上剥离并牵开旋前方肌，显露掌侧皮质骨，用骨刀切取两块 3 mm×16 mm 的骨块，将骨块修整后皮质面朝外塞入舟骨骨腔中。周围再填入少许松质骨。如果骨折块稳定，可不采用内固定；如果不稳定，可采用克氏针固定。缝合腕横韧带和旋前方肌后缝合伤口。短臂拇指石膏固定。

（4）术后处理。术后 2，4，6 个月复查，一般 4 个月左右才能够愈合，拆除石膏固定。

6. 带血管蒂第二掌骨移植治疗舟骨不愈合（Makino 法）

Foucher 和 Braun 首先描述带血管蒂第一掌骨移植手术方式，但该方法需要增加手背部手术切口，血管蒂相对较短，血管直径较小很难解剖等缺点。Makino 在 2000 年采用带血管蒂的第二掌骨移植治疗舟骨不愈合，取得满意效果。该手术方式具有可采用单一手术切口，手术切口短，血管蒂长且口径相对粗等优点。早期采用术前血管造影来分辨血管，提高手术成功概率。但目前认为，术中辨别血管比较容易，无需术前造影检查。手术当中分辨血管直径在 1 mm 或 1 mm 以上，分离血管后放止血带检查移植骨块的血供情况。

（1）适应证。适用于桡骨远端粉碎性骨折不能够采用带血管蒂的桡骨茎突移植术患者。

（2）手术方式。背侧弧形切口，自鼻烟窝到第二掌骨基底，长 4 cm 左右。桡神经浅支分离、牵开并保护好。在桡侧腕伸肌的尺侧可见起源于桡动脉的背侧腕间动脉和第二背侧掌骨动脉，向拇长伸肌深面走行至第二掌骨背侧的骨干处。骨膜下分离该血管束，根据舟骨骨缺损大小切取第二掌骨基底的骨量（图 3 - 4、图 3 - 5）。在同一切口下，切开关节囊，暴露舟骨不愈合处，如果为舟骨近端不愈合，切除骨折端的纤维组织和硬化骨，修整后填入掌骨骨块，克氏针固定。如果为舟骨短缩并驼背畸形，需要在掌侧再做切口，沿舟骨掌侧做 3 cm 的切口，暴露舟骨后纠正舟骨成角畸形，切除骨折端纤维组织和硬化骨。该带血管蒂的掌骨经拇长展肌和拇短伸肌的深面转到舟骨的掌侧，再楔性植入掌骨，克氏针固定。

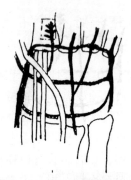 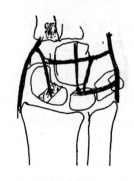

图 3-4 第二掌骨块的设计　　图 3-5 掌骨块植入舟骨

（3）术后处理。同带血管蒂的桡骨茎突的移植术。

优点：该血管蒂相对比较恒定，血管口径为 1 mm，分离容易，而且血管蒂长，便于摆放在舟骨背侧和掌侧。第二掌骨基底骨量较大，适合舟骨缺损。

7. 四角融合术（图 3-6）

切除舟状骨，行月骨、头状骨、三角骨和钩骨融合术。手术方式和骨间前或后神经切断术见第十三章"骨性腕关节炎"相关内容。

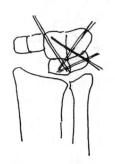

图 3-6 四角融合术

（李智勇）

参 考 文 献

[1] Herbert T J, Fisher W E. Management of the fractured scaphoid using a new bone screw. J Bone Joint Surg (Br), 1984 (66): 114–123.

[2] Russe O. Fracture of the carpal navicular: diagnosis, non–operative treatment, and operative treatment. J Bone Joint Surg (Am), 1960, 42: 759–768.

[3] Gelberman R H, Menon J. The vascularity of the scaphoid bone. J Hand Surg (Am), 1980, 5: 508–513.

[4] Gäbler C, Kukla C, Breitenseher M J, Trattnig S, Vécsei V. Diag–nosis of occult scaphoid fractures and other wrist injuries: are repeated clinical examinations and plain radiographs still state of the art? Langenbecks Arch Surg, 2001, 386: 150–154.

[5] Cooney W P, Dobyns J H, Linscheid R L. Fractures of the scaphoid: a rational approach to management. Clin Orthop, 1980, 149: 90–97.

[6] Freedman D M, Botte M J, Gelberman R H. Vascularity of the carpus. Clin Orthop, 2001, 383: 47–59.

[7] Szabo R M, Manske D. Displaced fractures of the scaphoid. Clin Orthop, 1988, 230: 30–38.

[8] Linscheid R L, Weber E R. Scaphoid fractures and nonunion. In: Cooney W P, Linscheid R L, Dobyns J H, editors. The wrist: diagnosis and operative treatment. St Louis: Mosby; 1998: 385–430.

[9] Kalainov D M, Osterman A L. Diagnosis and management of scaphoid fractures. Edited by: Waston H K, Weinzweig J. The wrist, Lippincott, 2001: 187–202.

[10] Adolfsson L, Lindau T, Amer M. Acutrak screw fixation versus cast immobilization for undisplaced scaphoid waist fractures. J Hand Surg, 2001, 26B: 192–195.

[11] Bond C D, Shin A Y, McBride M T, Doa K D. Percutaneous screw fixation or cast immobilization for nondisplaced scaphoid fractures. J Bone Joint Surg, 2001, 83A: 483–488.

[12] Shin A Y, Hofmeister E P. Volar percutaneous fixation of stable scaph-

oid fractures. Atlas of Hand Clinics, 2003, 1: 19 – 28.

[13] Shin A Y, Hofmeister E P. Percutaneous fixation of stable scaphoid fractures. Techniques in Hand and Upper Extremity Surgery, 2004, 2: 87 – 94.

[14] Dao K D, Shin A Y. Percutaneous cannulated screw fixation of acute non-displaced scaphoid waist fractures. Atlas of Hand Clinics, 2004, 2: 141 – 148.

[15] Grover R. Clinical assessment of scaphoid injuries and the detection of fractures. J Hand Surg (Br), 1996, 21: 341 – 343.

[16] Parvizi J, Wayman J, Kelly P, Moran C G. Combining the clinical signs improves diagnosis of scaphoid fractures: a prospective study with follow – up. J Hand Surg (Br), 1998, 23: 324 – 327.

[17] Brooks S, Cicuttini F M, Lim S, Taylor D, Stuckey S L, Wluka A E. Cost effectiveness of adding magnetic resonance imaging to the usual management of suspected scaphoid fractures. Br J Sports Med, 2005, 39: 75 – 79.

[18] Pillai A, Jain M. Management of clinical fractures of the scaphoid: results of an audit and literature review. Eur J Emerg Med, 2005, 12: 47 – 51.

[19] Kukla C, Gaebler C, Breitenseher M J, Trattnig S, Vécsei V. Occult fractures of the scaphoid: the diagnostic usefulness and indirect economic repercussions of radiography versus magnetic resonance scanning. J Hand Surg (Br), 1997, 22: 810 – 813.

[20] Lichtman D M, Alexander A H, editors. The wrist and its disor – ders. Philadelphia: Saunders, 1997: 234 – 267.

[21] Markiewitz A D, Stern P J. Current perspectives in the manage – ment of scaphoid nonunions. Instr Course Lect, 2005, 54: 99 – 113.

[22] Steinmann S P, Bishop A T. A vascularized bone graft for repair of scaphoid nonunion. Hand Clin, 2001, 17: 647 – 653.

[23] Zaidemberg C, Siebert J W, Angrigiani C. A new vascularized bone graft for scaphoid nonunion. J Hand Surg (Am), 1991, 16: 474

- 478.

[24] Boyer M I, von Schroeder H P, Axelrod T S. Scaphoid nonunion with avascular necrosis of the proximal pole: treatment with a vascularized one graft from the dorsum of the distal radius. J Hand Surg (Br), 1998, 23: 686 - 690.

[25] lindstrom G, nystrom A: natural history of scaphoid non - union, with special reference to "asymptomatic" cases. J Hand Surg (Br), 1992, 17 (6): 697 - 700.

[26] OMack G R, Bosse M J. Gelberman R H, YuE: The natural history of scaphoid nonunion. JBone Joint Surg (Am), 1984, 66 (4): 504 - 509.

[27] Ruby l K, Stinson J, Belsky M R: The natural history of scaph - oid non - union. Areview of . fty - . ve cases. J Bone Joint Surg (Am), 1985, 67 (3): 428 - 432.

[28] Rettig M E, Raskin K B: Retrograde compression screw. xation of acuteproximal pole scaphoid fractures. J Hand Surg (Am), 1999, 24A: 1206 - 1210.

[29] T rumble T E, Gilbert M, Murray lW, Smith J, Ra . jah G, Mc - Callister W V: Displaced scaphoid fractures treated with open reduction and internal . xation with acannulated screw. J Bone Joint Surg (Am), 2000, 82: 633 - 641.

[30] Filan S L, Herbert T J. Herbert screw. xation of scaphoid frac - tures. J Bone Joint Surg (Br), 1996, 78B: 519 - 529.

[31] Jaskwhich D. Percutaneous. xation of scaphoid fractures. Hand Clin, 2001, 17 (4): 553 - 574. Scaphoid fractures, J. Slade 3rd, Ed.

[32] Tumilty J A. Squire D S. Unrecognized chondral penetration by aHerbert screw in the scaphoid. J Hand Surg (Am), 1996, 21 (1): 66 - 68.

[33] Adams B D, Blair W F, Reagan D S, et al. Technical factors re - lated to Herbert screw . xation. J Hand Surg (Am), 1988, 13A: 893 - 899.

[34] Pring D J, Hartley E B, Williams D J. Scaphoid osteosynthesis: early experience with the Herbert bone screw. J Hand Surg (Br), 1987 Feb, 12 (1): 46 - 49.

[35] Bindra R R. Scaphoid density by CT scan. IFSSH, 2004.

[36] Dodds S D, Panjabi M M, Slade J F. Screw. xation of scaphoid fractures: abiomechanical assessment of screw length and screw augmentation. J Hand Surg (Am), 2006 Mar, 31 (3): 405 −413.

[37] Zaidemberg C, Siebert J W, Angrigiani C. A new vascularized bone graft for scaphoid nonunion. J Hand Surg (Am), 1991, 16: 474 −478.

[38] Steinmann S P, Bishop A T, Berger R A. Use of the 1, 2 intercompartmental supraretinacular artery as a vascularized pedicle bone graft for difficult scaphoid nonunion. J Hand Surg (Am), 2002, 27: 391 −401.

[39] Rüsse O Fracture of the carpal navicular. Diagnosis, non − operative treatment, and operative treatment. J Bone Joint Surg (Am), 1960, 42 − A: 759 −768.

[40] Makino M. Vascularized metacarpal bone graft for scaphoid nonunion and Kienbock's disease. J Reconstr Microsurg, 2000, 16: 261 −267.

第四章 月骨脱位

Malgaigne 在 1885 年首先描述月骨周围脱位骨折病例，但当时没有放射学诊断。1906 年，Tavernier 正式报道月骨脱位。单纯月骨脱位比较少见（图 4 - 1、图 4 - 2），月骨周围脱位合并舟骨骨折或三角骨骨折较常见。占腕关节损伤的 10% 左右。月骨周围骨折脱位（图 4 - 3、图 4 - 4、图 4 - 5）较月骨脱位常见，两者比例为 2∶1，是一种较舟月韧带和月三角韧带分离程度更严重的一种损伤。背侧脱位较掌侧脱位常见，97% 为背侧脱位。月骨周围脱位发生率是月骨脱位的两倍。

慢性损伤可出现腕部疼痛，握力下降，腕关节活动度下降，腕管综合征引起正中神经损伤等表现。

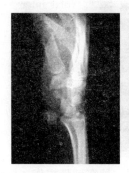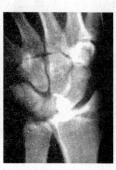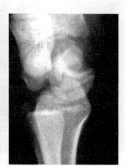

图 4 - 1　侧位片　　　图 4 - 2　正位片　　　图 4 - 3　斜位片

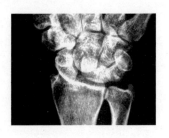 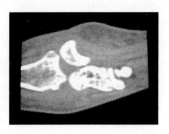

图4-4　正位片　　　　　　　图4-5　CT片

一、运动力学

Johnson 将腕部损伤分为大弧损伤和小弧损伤。小弧损伤为月骨周围韧带损伤，大弧损伤为月骨周围腕骨骨折。月骨是腕骨运动力学的基石。纵向压缩的力可导致舟骨的掌屈，同时，三角骨由于与钩骨的关节面关系出现背伸受力。如果舟月韧带断裂，出现月骨的向背侧旋转（背侧插入段不稳，dorsal intercalated segment instability，DISI）。如果月三角骨韧带断裂，出现月骨的向掌侧旋转（掌侧插入段不稳，volar intercalated segment instability，VISI）。

韧带解剖：

腕部韧带分为内在韧带和外在韧带，也分为掌侧韧带和背侧韧带。内在韧带为连接腕骨间的韧带，外在韧带为关节外的韧带。内在韧带包括舟月韧带、月三角韧带和远侧腕骨间韧带。远排腕骨间韧带明显限制远排腕骨的运动，而舟月韧带、月三角韧带提供近排腕骨间复杂的连接。

内在韧带损伤部位在韧带和骨的界面，外在韧带损伤在韧带的中部。

背侧的主要外在韧带为背侧桡腕韧带（DRCL），起自桡骨，止于三角骨。掌侧的主要外在韧带为桡舟头韧带、桡月长韧带、桡月短韧带、尺月韧带和尺三角韧带。两侧为桡侧副韧带和尺侧副韧带。桡舟头韧带和桡月韧带之间的区域是一个薄弱区，该区位于头月关节表面，称为 Poirier 间隙。在Ⅳ期月骨周围脱位中，月骨就是从该间隙向掌侧脱位的。

Mayfield 通过尸体解剖发现月骨周围损伤的分期：

（1）Ⅰ期：舟状骨的伸展和旋后，导致舟月韧带的掌侧和背侧撕裂，或单纯掌侧撕裂，或单纯背侧撕裂，或伴有舟状骨骨折。

（2）Ⅱ期：更明显的腕关节的背伸，导致远排腕骨的背侧移位（因为月骨和头状骨间无韧带连接），也导致腕掌侧关节囊的撕裂。

（3）Ⅲ期：更明显畸形导致月骨三角骨间韧带撕裂，或三角骨骨折。

（4）Ⅳ期：除外桡月韧带，月骨周围其他韧带的全部撕裂，腕骨推回到与桡骨纵线一致，推动月骨向进入腕管。

损伤可以是单纯为韧带损伤，或伴有其他腕骨骨折。包括舟状骨、头状骨、三角骨（图4-6、图4-7）和桡骨茎突。也可以是两种以上的骨折。尤其是经舟骨月骨周围脱位最为常见。

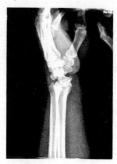
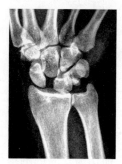

图4-6　侧位片　　图4-7　正位片经三角骨月骨脱位

二、诊断月骨脱位

1. 临床表现

月骨脱位的临床表现为腕部肿胀、疼痛和活动受限。可能出现正中神经受压表现。

Herzberg 和 Garcia-Elias 研究认为月骨脱位在早期往往出现漏诊,怀疑有月骨脱位,必须摄标准的腕关节前后位片、侧位片和45°斜位片。如果存在腕骨间排列异常,月骨正位片形状异常,要高度怀疑月骨脱位。掌侧脱位可伴有正中神经受压症状。

2. 放射学测定

(1)舟月角测定。腕关节中立位,标准腕关节侧位片,测定舟月角,正常为30°~60°。大于70°显示舟月不稳。

(2)桡月角测定。腕关节标准侧位片,桡骨纵轴和月骨纵轴之间的夹角,正角为月骨向背侧成角,为 DISI 畸形,负角为月骨向掌侧成角,为 VISI 畸形。

三、分类

(1)小弧损伤。月骨周围掌侧脱位、月骨周围背侧脱位、单纯月骨脱位。

(2)大弧损伤。月骨周围骨折脱位,包括经舟骨、三角骨等月骨周围脱位等。

四、治疗原则

急性损伤为6周内的损伤。多采用切开复位内固定骨折,并行韧带修复。也可以采用闭合复位经皮内固定术,但往往月骨复位后，舟月间隙或月三角间隙增宽，月骨旋转等因素导致复位不满意。

慢性损伤多是早期漏诊或未早期就诊所致。可采用切开复位内固定术，近排腕骨切除术、有限腕骨融合术或桡腕融合术。对于桡骨月骨窝和头状骨关节面损伤明显，才采用桡腕关节融合术。一般而言，近排腕骨切除术是一种不错的选择。

五、手术选择

1. 急性月骨脱位切开复位韧带修复术

对于单纯的韧带损伤，根据正中神经损伤情况选择背侧入路或掌背侧联合入路。如果正中神经有损害或经背侧无法复位，则采用掌背侧联合入路。背侧入路能够很好复位舟月间隙，修复韧带。Herzberg 总结月骨脱位切开复位患者，其中 14 例经舟骨骨折月骨周围脱位，采用 Mayo 腕关节评分，疗效满意。Aspergis 报道 28 例月骨周围骨折脱位，8 例采用闭合复位，19 例采用内固定，结果显示闭合复位患者疗效不满意，原因为非解剖复位及韧带未修复所致。Minami 总结 13 例月骨脱位或月骨周围脱位患者，认为解剖复位是非常关键的，如果舟月间隙大于 3 mm，导致不佳手术效果。其中 2 例患者后期采用近排腕骨切除术和腕关节融合术。

（1）背侧入路。

1）手术方式。沿 Lister 结节做背侧纵向切口，长 5 ～ 6 cm。切开背侧腕支持带，在第三和第四背侧间室之间切开。将拇长伸肌牵向桡侧，第四间室肌腱牵向尺侧。如果背侧关节囊没有撕裂，则纵向切开关节囊，向远端显露至头状骨的背侧；如果为Ⅳ期损伤，关节囊破裂，则延长破裂的关节囊，显露舟骨、月骨、头状骨和三角骨之间的关系。不要游离舟骨背侧缘，避免破坏舟骨近端的血运。

用撬拨杆将舟骨和月骨放回正常的解剖位置，从月骨背侧向掌侧穿一枚克氏针（直径为 1.6 mm），在舟骨近端平行该克氏针穿另外一枚克氏针，为复位舟月之间关系时用。手法复位，注意消除舟骨的掌屈和月骨的背伸，消除舟月间隙后，经皮穿两枚克氏针（直径 1.1 mm），由桡侧自舟骨近端穿入月骨。再从舟骨近端穿枚克氏针进入头状骨。透视下检查复位情况。如果舟月背侧韧带可以修复，则直接用不吸收缝线缝合。如果是细小的撕脱骨折，则在舟骨和月骨近端平行穿孔（0.9 mm），水平褥式缝合韧带后缝线末端穿骨孔后打结固定或采用锚钉固定（图 4 - 8）。

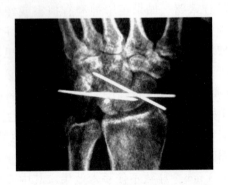

图 4 - 8　克氏针及锚钉固定

如果损伤为月三角间隙，则采用同样方法复位月三角间隙后，两枚克氏针固定。固定方向分别为三角到月骨和三角到头状骨（图 4 - 9、图 4 - 10）。缝合关节囊，伸肌支持带后，关闭伤口。

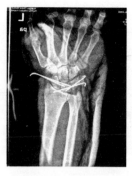

图4-9　克氏针固定（1）

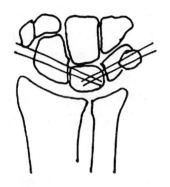

图4-10　克氏针固定（2）

2）术后处理。用石膏固定腕中立位4～5周，8周拆除克氏针。

（2）掌侧入路。掌侧入路便于正中神经探查和腕管切开减压，修复重要的掌侧韧带。

1）手术方式。采用标准的腕管综合征的切口，沿桡侧腕屈肌做掌侧切口，经过腕横纹时做弧形切口绕过横纹。注意勿损伤正中神经的掌皮支。将FCR肌腱牵向桡侧，正中神经和屈肌腱牵向尺侧，显露掌侧关节囊。牵伸手指后，复位舟月间隙，同样在舟骨近端和月骨上垂直各穿枚克氏针作为复位用。复位满意后，三枚克氏针固定方式同背侧入路手术方式。一般掌侧舟月间韧带不需要修复。

如果为经舟骨月骨周围脱位，舟骨存在骨折，术中复位舟骨后，采用螺钉或克氏针固定。方法同舟骨骨折的手术方式。该损伤时舟月韧带往往是完整的，因此，不需要修复韧带。但要采用克氏针暂时固定舟头间隙。月三角间隙存在分离时，也要复位后用克氏针固定。

如果为经三角骨月骨周围脱位，要复位三角骨骨折，用克氏针固定。一般两枚克氏针平行经尺侧三角向月骨穿入。同时，三角头状骨间克氏针固定。

2）术后处理。用长臂石膏固定，前臂中立位，腕屈曲15°，绕偏10°。拆线后换成拇指人字石膏管型固定6周。术后8周拆克氏针。

近排腕骨切除术、有限腕骨融合术或桡腕融合术等方式见第十三章"骨性腕关节炎"相关内容。

（李智勇）

参 考 文 献

［1］The active and exemplary life of J. F. Malgaigne, surgeon of Lorraine（1806—1865）. Ann Med Nancy, 1965, 4：527 – 549.

［2］Tavernier L. Les de placements traumatiques du semilunaire. The se. Lyon, 1906：138 – 139.

［3］Mayfield J K, Johnson R P, Kilcoyne R K. J Hand Surg, 1980, 5：226 – 241.

［4］Johnson R P. The acutely injured wrist and its residuals. Clin Orthop, 1980, 149：33 – 44.

［5］Herzberg G, Comtet J J, Linscheid R L, Amadio P C, Cooney W P, Stalder J. Perilunate dislocations and fracture – dislocations：a multicenter study. J Hand Surg (Am), 1993, 18 (5)：768 – 779.

［6］Garcia – Elias M, Irisarri C, Henriquez A, Abanco J, Fores J, Lluch A, Gilabert A. Perilunar dislocation of the carpus. A diagnosis still often missed. Ann Chir Main, 1986, 5 (4)：281 – 287.

［7］Campbell R D, Thompson T C, Lance E M, Adler J B. Indications for open reduction of lunate and perilunate dislocations of the carpal bones. J Bone Joint Surg (Am), 1965, 47：915 – 937.

［8］Adkison J W, Chapman M W. Treatment of acute lunate and perilunate dislocations. Clin Orthop Relat Res, 1982, 164：199 – 207.

［9］Siegert J J, Frassica F J, Amadio P C. Treatment of chronic perilunate dislocations. Hand Surg (Am), 1988, 13 (2)：206 – 212.

[10] Herzberg G, Forissier D. Acute dorsal trans – scaphoid perilunate fracture – dislocations: medium – term results. J Hand Surg (Br), 2002, 27: 498 – 502.

[11] Apergis E, Maris J, Theodoratos G, Pavlakis D, Antoniou N. Perilunate dislocations and fracture – dislocations. Closed and early open reduction compared in 28 cases. Acta Orthop Scand Suppl, 1997, 275: 55 – 59.

[12] Weir I G. The late reduction of carpal dislocations. J Hand Surg (Br), 1992, 17 (2): 137 – 139.

[13] Garcia – Elias M, Irisarri C, Henriquez A, Abanco J, Fores J, Lluch A, et al. Perilunar dislocation of the carpus. A diagnosis still often missed. Ann Chir Main, 1986, 5 (4): 281 – 287.

[14] Inoue G, Imaeda T. Management of trans – scaphoid perilunate dislocations. Herbert screw fixation, ligamentous repair and early wrist mobilization. Arch Orthop Trauma Surg, 1997, 116 (6 – 7): 338 – 340.

第五章　腕部囊肿

一、病理生理

　　腕部囊肿是一种良性软组织肿物。60%～70%囊肿发生在腕背侧，并通过蒂部与腕关节腔相通。多数蒂部与舟月韧带相连，部分与腕背侧关节关节囊相连。20%～30%囊肿发生在腕掌侧。蒂部来自桡舟间隙、舟月间隙、舟大多角间、大多角掌骨间等部位。10%来自屈肌腱鞘。囊内为黏液样物，比关节腔滑液浓稠，具有不同滑液的生化组成。在蒂部可能为单阀门样结构，通过腕关节运动将滑液泵入囊腔。囊壁为成纤维细胞和间质细胞构成。无明显滑膜细胞。另外，也可存在隐匿性囊肿，疼痛症状反而明显。关节镜入路见图5-1。

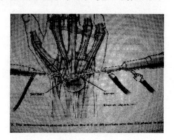

图5-1　关节镜入路

　　截至目前，仍然对囊肿来源没有定论。一种观点认为囊肿来源于关节囊突起，但发现囊壁没有关节囊滑膜的结果；另一种观点认为囊壁来源于感染等因素，但囊壁周围并没有感染所引起的病理改变。

疼痛症状不是很常见，腕背疼痛可能是囊肿压迫骨间背神经末梢所致。Gang 和 Makhlouf 报道 1/3 患者可出现疼痛，但疼痛是非常轻微的。

儿童腕部囊肿发生部位多在腕部掌侧，与成人发生在背侧部位不同。另外，其来源多见腱鞘，而不进入腕关节腔。其治疗多采用观察和保守治疗，手术治疗复发率相对较低，出现复发的病例多见来源于拇指腕掌关节处的囊肿。

二、临床表现

腕部囊肿的临床表现为腕部包块，1 ～ 2 cm 大小。临床检查一般可确诊，必要时 B 超检查证实。常规不需要 X 线片检查。偶尔伴有疼痛，可放射到前臂。腕背囊肿可出现腕过度背伸时疼痛。腕掌侧囊肿可导致正中神经、尺神经或两者的分支卡压，而导致相应的神经症状。

三、鉴别诊断

腕背肌腱滑膜增生、舟骨大小多角骨间关节炎、腕掌关节隆突样结构、伸指短肌。

四、治疗策略

按破或敲破囊肿，复发率达22%～64%。3 次以内的穿刺成功率为30%～50%。对来源于屈肌腱鞘的囊肿的成功概率相对较高。穿刺治疗往往注射激素，但与不注射激素疗效相当。可能与该囊肿本身不是由感染所致有关。

外科切除仍然是金标准。外科切除范围包括囊壁、蒂部及相邻的关节囊等组织。随着关节镜下囊肿切除术技术的提高，它逐渐得到推广。

五、手术选择

1. 外科切除术

复发概率为3%～7%，但可出现感染、明显瘢痕或瘢痕疙瘩、神经瘤。腕关节功能方面的影响包括关节僵硬，活动度下降，握力下降等。Rizzo报道25%患者出现术后腕关节僵硬，需要8周左右康复才能够达到最佳功能。Wright报道14%患者出现术后腕关节活动受限。但术后疼痛症状不明显。也有学者认为，囊肿切除可导致舟月不稳，因为为了降低囊肿复发概率，将舟月韧带过度切除。但也存在不同观点，认为是舟月韧带的损伤才导致囊肿的出现。

掌侧囊肿切除，可导致桡动脉损伤或正中神经掌皮支损伤等并发症。

手术方式（以背侧囊肿为例）：

以囊肿为中心的腕部横行切口，分离囊壁与周围正常组织，如果没敲破或反复穿刺的囊壁与周围组织黏连不明显，较易分离。囊肿往往与背侧关节囊粘连，切除部分背侧关节囊。顺着蒂部向深部分离。蒂部如果进入关节腔，要小心分离，不要切断蒂部，观察蒂部来源。大部分患者囊肿蒂部来源于舟月韧带。将其来源于关节腔内的韧带周围组织全部切除。如果囊腔较大，影响分离手术视野，可穿刺后挤出部分囊液，以便分离。切除蒂部一般会产生背侧关节囊部分缺损，建议关节囊不缝合。如果关节囊明显缺损，术后可石膏固定3周，以便关节稳定和背侧组织愈合。

2. 关节镜下囊肿切除术

S. F. Viegas于1986年报道了第一例腕背侧囊肿关节镜下

切除术。随着关节镜下囊肿切除术的临床应用，多数学者认为关节镜下囊肿切除术的疗效与开放手术疗效相当。复发率为 0～7%。Guiboux 报道 50 例关节镜下囊肿切除无 1 例复发。Fontes 报道 32 例只有 1 例复发。Luchetti 报道 34 例有 2 例复发。并发症非常少见，Crawford 和 Taleisnik 报道舟骨半脱位并发症，Duncan 和 Lewis 报道舟月韧带损伤导致舟月不稳。总之，关节镜下囊肿切除术，具有并发症少、恢复快、无明显手术瘢痕等优点，值得临床推广应用。

手术方式：

（1）术前标记好 3/4 入路，常规采用手指牵引，先自 3/4 入路置入 2.7 mm 的腕关节镜，6U 入路置入针头为液体出口。探查腕关节，一般可在背侧舟月韧带处发现囊肿的蒂部。自囊肿内置入刨刀，清理囊壁和蒂部。囊壁的背侧较难清理，在 1/2 入路放置刨刀清理背侧的囊壁，直到背侧的伸肌腱在关节内完全清晰暴露。冲洗关节腔。

（2）也可以在 1/2 入路置入关节镜，可较有效观察到囊肿的蒂部，同时不会干扰到囊壁。

囊蒂部大部分起源于舟月韧带背侧和远端与关节囊相连处，蒂部一般较长。

（3）目前，还有人建议没必要切除完全背侧囊壁，因为蒂部切除能够达到防止复发的目的。

手术关键是注意舟月骨间背侧韧带勿切除，该韧带损伤可导致后期舟月不稳。

关节镜下手术技术的提高需要一个过程，但目前可克服开放手术术后的大部分并发症。至今，文献显示镜下手术的复发概率与开放手术差不多。

（曾春　李智勇）

参 考 文 献

[1] Angelides A C, Wallace P F. The dorsal ganglion of the wrist: its pathogenesis, gross and microscopic anatomy, and surgical treatment. J Hand Surg, 1976, 1 (3): 228 – 235.

[2] Athanasian E. Bone and soft tissue tumors. In: Green DP, editors. Operative hand surgery. 5th ed. Philadelphia: Churchill Living – stone. 2005. 2221 – 2237.

[3] Thornburg L. Ganglions of the hand and wrist. J Am Acad Orthop Surg, 1999, 7: 231 – 238.

[4] Blam O, Bindra R, Middleton W, Gelberman R. The occult dorsal carpal ganglion: usefulness of magnetic resonance imaging and ultrasound in diagnosis. Am J Orthop, 1998, 27 (2): 107 – 110.

[5] Osterwalder J J, Widrig R, Stober R, Gachter A. Diagnostic validity of ultrasound in patients with persistent wrist pain and suspected occult ganglion. J Hand Surg, 1997, 22 (6): 1034 – 1040.

[6] Clay N R, Clement D A. The treatment of dorsal wrist ganglia by radical excision. J Hand Surg, 1988, 13 (2): 187 – 191.

[7] Greendyke S D, Wilson M, Shepler T R. Anterior wrist ganglia from the scaphotrapezial joint. J Hand Surg, 1992, 17 (3): 487 – 490.

[8] Andren L, Eiken O. Arthrographic studies of wrist ganglions. J Bone Joint Surg (Am), 1971, 53 (2): 299 – 302.

[9] McEvedy B V. The simple ganglion. A review of modes of treatment and an explanation of the frequent failures of surgery. Lancet, 1954, 266 (6803): 135 – 136.

[10] Psalia J V, Mansel R E. The surface ultrastructure of ganglia. J Bone Joint Surg (Br), 1978, 60 – B (2): 228 – 233.

[11] Loder R T, Robinson J H, Jackson W T, Allen D J. A surface ultrastructure study of ganglia and digital mucous cysts. J Hand Surg, 1988, 13 (5): 758 – 762.

[12] Nishikawa S, Toh S, Miura K, Arai K, Irie T. Arthroscopic diagnosis and treatment of dorsal wrist ganglion. J Hand Surg, 2001, 26 (6):

547 - 549.

[13] Paul A S, Sochart D H. Improving the results of ganglion aspira - tion by the use of hyaluronidase. J Hand Surg, 1997, 22 (2): 219 - 221.

[14] Korman J, Pearl R, Hentz V R. Efficacy of immobilization fol - lowing aspiration of carpal and digital ganglions. J Hand Surg, 1992, 17 (6): 1097 - 1099.

[15] Bruner J M. Treatment of "sesamoid" synovial ganglia of the hand by needle rupture. J Bone Joint Surg (Am), 1963, 45: 1689 - 1690.

[16] Angelides A C, Wallace P F. The dorsal ganglion of the wrist: its pathogenesis, gross and microscopic anatomy, and surgical treatment. J Hand Surg, 1976, 1 (3): 228 - 235.

[17] Crawford G P, Taleisnik J. Rotary subluxation of the scaphoid after excision of dorsal carpal ganglion and wrist manipulation: a case report. J Hand Surg, 1983, 8 (6): 921 - 925.

[18] Watson H K, Rogers W D, Ashmead DIV. Re - evaluation of the cause of the wrist ganglion. J Hand Surg, 1989, 14 (5): 812 - 817.

[19] Viegas S F: Intraarticular ganglion of the dorsal interosseous scapholunate ligament: a case for arthroscopy. Arthroscopy J Arthro - scop Related Surg, 1986, 2: 93 - 95.

[20] Bienz T, Raphael J S. Arthroscopic resection of the dorsal ganglion of the wrist. Hand Clin, 1999, 15: 429 - 434.

[21] Guiboux ╱ P, Osterman A L, Raphael J S. Arthroscopic dorsal wrist ganglion resection, in Chow JCY (ed): Advanced Arthroscopy. Springer, New York: 2001. 249 - 252.

[22] Fontes D. Ganglia treated by arthroscopy, in Saffar P, Amadio PC, Foucher G (eds): Current Practice in Hand Surgery. London: Martin Dunitz, 1997. 283 - 290.

[23] Luchetti R, Badia A, Alfarano M, et al. Arthroscopic resection of dorsal wrist ganglia and treatment of recurrences. J Hand Surg, 2000, 25B: 38 - 40.

[24] Crawford G P, Taleisnik J. Rotatory subluxation of the scaphoid after ex-

cision of dorsal carpal ganglion and wrist manipulation – a case report. J Hand Surg, 1983, 8: 921 –924.

[25] Duncan K H, Lewis R C. Scapholunate instability following ganglion cyst excision. Clin Orthop, 1988, 228: 250 –253.

第六章 下尺桡关节脱位

一、解剖特点

内在稳定结构包括 TFC，掌侧和背侧下桡尺韧带，关节囊，腕尺侧副韧带。外在稳定结构包括 ECU 及其腱鞘，骨间膜，旋前方肌，前臂屈伸肌。桡骨的乙状切迹较浅、桡骨乙状切迹的曲度是尺骨头的 50%，提供 DRUJ 稳定的 20% 效果。由于其关节的骨性结构不能够提供太强的稳定性，因此软组织结构的稳定最为重要。TFCC 的掌侧和背侧下尺桡韧带是稳定 DRUJ 的最主要结构。前臂旋后时，背侧下尺桡韧带拉紧；前臂旋前时，掌侧下尺桡韧带拉紧。旋前方肌、尺侧屈腕肌、关节囊及骨间膜等软组织都对 DRUJ 的稳定起着重要作用。

近远端尺桡关节一起运动，前臂旋前旋后活动度可达 150°，近端为桡骨头绕着尺骨近端而运动，远端为尺骨头绕着桡骨乙状切迹而运动。

二、生理机制和病理机制

受伤机制为腕过伸和强有力的旋转导致。可导致背侧韧带损伤，严重者导致掌侧韧带损伤及伴 TFCC 损伤。尺骨头在旋前旋后运动时，存在向掌侧和背侧的移动。旋前时，尺骨头自中立位向背侧移动 2.8 mm；旋后时，尺骨头自中立位向掌侧移动 5.4 mm。

三、病因

下尺桡关节脱位的病因多为桡骨远端骨折、盖氏骨折、桡骨小头骨折等损伤的合并伤。合并伤时，DRUJ 不稳往往出现漏诊。如果怀疑 DRUJ 损伤，必要的放射学检查有助于早期诊断。单纯脱位较少见，常见为前臂过度旋前或旋后位时损伤所致。

四、临床表现

下尺桡关节脱位的临床表现为疼痛、肿胀、旋转咔嗒声、脱位、钢琴征阳性。背侧脱位常见，掌侧脱位可能导致旋转时嵌顿。

五、放射学检查

X 线检查为最常规检查，但 X 线片并不能完全确诊 DRUJ 不稳。部分患者正位片显示下桡尺间隙增宽，急性脱位分为单纯型和复杂型。单纯型脱位容易复位，旋后位固定。复杂型脱位指不能轻易复位或复位后不能维持复位。原因是 ECU、TFC、小指伸肌等嵌顿或前臂骨折、近端尺桡关节脱位等。

DRUJ 不稳常常合并 ECU 半脱位、DRUJ 关节炎、尺侧撞击综合征。

六、治疗策略

1. 急性损伤处理

（1）单纯型脱位。背侧脱位可采用旋后位石膏固定。掌侧脱位可采用旋前位固定。

经皮下尺桡关节克氏针固定，其适应证为采用旋后或旋前固定时不能很好地维持。

（2）复杂型脱位。需要切开复位，去除影响复位的组织，同时外科评估是否修复 TFCC 结构。TFCC 修复可在第五和第六肌腱鞘间入路采用直接缝合或锚钉固定，或关节镜下修复。

2. 慢性损伤处理

DRUJ 修复的适应证：下 DRUJ 不稳及存在 TFCC 无法修复。

3. 注意事项

（1）如果存在桡尺骨畸形，在行韧带重建的同时要矫正骨骼畸形。

（2）术前要 CT 判断桡骨乙状切迹的前后棘情况，如果存在变浅或消失，需要行骨矫形。

（3）DRUJ 关节炎是重建手术的禁忌证。

七、重建手术方法

重建手术方法有三种：关节外直接韧带重建、关节内韧带重建、非直接韧带重建（腱固定和尺腕悬挂固定术）。

镜下检查 TFCC 的损伤情况，多行关节镜下清理术，解决术后疼痛问题。

手术切口选择：掌侧、背侧、尺侧。

1. 关节外直接韧带重建（Fulkerson-Watson 法）

（1）手术方式。采用背侧"S"形切口，自下桡尺关节向近端延长偏尺侧，在桡骨远端垂直钻孔，行掌长肌移植，穿桡骨孔后，桡骨孔尽量靠近 DRUJ 关节，将掌长肌腱环绕尺骨干骺端（图 6-1），行克氏针横穿固定桡尺骨，前臂中立位固定，调整肌腱张力缝合。

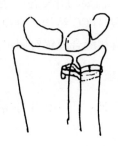

图 6-1 掌长肌重建韧带

（2）术后处理。用长臂石膏固定4周。

优点：手术相对简单，术后旋前和旋后功能较好。

缺点：非解剖重建，张力调整要求高，可出现术后尺骨干骺处变细。

2. 关节内韧带重建（Adams 和 Berger 法）

（1）手术方式。背侧长 4～5 cm 的切口，自尺骨头向近端延长，切开第五伸肌间隙，将小指伸肌向桡侧牵开。然后，在 DRUJ 关节囊做"L"形瓣，瓣的一边与乙状切迹缘平行，另一边沿乙状切迹背侧棘。在同一掌侧肢体切取掌长肌。掌侧做2～3 cm 的纵向切口，骨膜下分离出桡骨乙状切迹前后缘。定位桡骨孔位置为乙状切迹的桡侧 5 mm，月骨窝下 5 mm。3.5 mm 的钻孔后轻微扩大以便掌长肌穿过，在尺骨头处清理 TFCC 的损伤结构后，保留正常的 TFCC 结构。自尺骨隐窝处斜向尺骨颈处 3.5 mm 钻头钻孔，用导针将掌长肌穿桡骨孔后，其两臂绕尺骨头自尺骨隐窝向尺骨颈方向传入，再用其中一臂绕尺骨颈后与另外一臂缝合（图 6-2 至图 6-4）。调整肌腱张力固定于中立位。

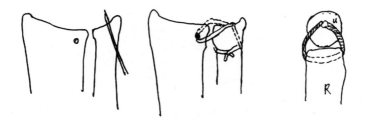

图6-2　尺骨头穿孔　图6-3　韧带重建正位　图6-4　韧带重建侧位

（2）术后处理。用石膏固定4周。

优点：解剖重建，生理结构恢复。

缺点：技术要求高，可能导致 TFCC 残存结构、伸肌支持带和关节囊等稳定结构破坏，可能导致旋转功能受限。

3. 非直接韧带重建（尺侧屈腕肌腱固定术）

非直接韧带重建术，常见采用尺侧屈腕肌腱和尺侧伸腕肌腱。临床上手术操作相对简单，复位效果肯定，但由于穿 TF-CC 结构，非生理性固定，部分患者尺侧术后疼痛或不适感仍然存在，也可能导致关节活动受限。

（1）手术方式。沿尺侧直切口，自腕豆骨显露尺侧屈腕肌，至该肌腱肌腹交界处，沿其表面浅沟分成两半，将尺侧半在近端切断，自尺侧打开关节囊，检查 TFCC。如果可修复则直接修复，无法修复则清理。自尺骨颈背侧斜下尺骨茎突窝钻孔，2 mm 钻头钻孔后，扩大孔径以便肌腱穿过，将前臂旋后，使尺骨的背侧脱位复位，克氏针横穿尺桡骨临时加强固定。然后，将该肌腱穿过尺骨隧道后，在尺骨背侧穿出，绕尺骨缝合在尺骨的骨膜或筋膜上。重叠缝合背侧关节囊和背侧支持带（图6-5）。

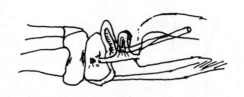

图 6 −5　尺侧屈腕肌重建

（2）术后处理。用石膏管形外固定 4 周。

八、非重建手术方法

非重建手术方法包括 Darrach 法、Sauve-Kapandji 法、尺骨半切除法（hemiresection）、尺骨头置换术。适应证为不能够采用重建方法治疗的患者、DRUJ 关节炎、乙状切迹破坏无法修复。

1. Darrach 法

该法为尺骨头切除术，目前应用不多，大部分患者也适合采用 Sauve-Kapandji 法处理。

（1）手术方式。在尺侧腕伸肌和小指固有伸肌间做纵向皮肤切口，小心辨认和保护尺神经腕背支，切开伸肌支持带和远端桡尺关节的关节囊。术中注意骨膜下剥离尺骨头后，显露尺骨头和远端 4 cm，在干骺端用摆锯截骨（图 6 −6、图 6 −7），截骨面向桡侧和背侧成斜形，旋转观察尺骨有无撞击桡骨。从尺骨的掌侧面剥离旋前方肌的附着点，将其穿过桡尺间，在尺骨的背侧与尺侧伸腕肌腱鞘的桡侧缘缝合，缝合尽量较紧，防止尺骨残端向背侧脱位。

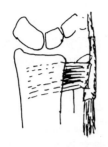
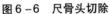

图6-6 尺骨头切除

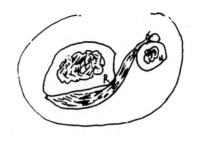

图6-7 旋前方肌转位

（2）术后处理。前臂旋后45°位石膏管形固定，保持腕关节中立位。术后3～4周拆除石膏。

缺点：尺骨远端不稳，可再次出现桡骨撞击。

2．Sauve-Kapandji 法

1936年，Sauve 和 Kapandji 发表该手术方法。当时描述在尺骨远端切除3 cm 的尺骨，DRUJ 关节面去关节软骨，并采用一枚螺钉固定桡尺骨。Kapandji 的儿子后来改进该方法，采用两枚螺钉固定，防止尺骨的旋转不稳。切除远端的尺骨最多2 cm长。Taleisnik 则采用两枚克氏针固定，并提出在尺骨的更远端进行截骨。

优点：并发症较少，但可能术后出现假关节处骨化，需要再次行手术异位骨化切除。也可能出现尺侧腕关节不稳。该手术方式为下尺桡关节融合并尺骨的假关节形成术。因为保留尺骨头，避免尺骨头切除带来的并发症。同时，腕关节尺侧结构完整，保留腕骨尺侧应力传导对腕关节的完整性破坏较少。

（1）手术方式。在尺侧腕伸肌和小指固有伸肌间做纵向皮肤切口，在尺骨头和其上方5 cm 处纵向切开。小心辨认和保护尺神经腕背支，切开伸肌支持带和远端桡尺关节的关节囊。显露尺骨颈部，剥离截骨处的骨膜，在 DRUJ 下2 mm 处

截骨，截骨长度在 12 ～ 15 mm。如果尺骨相对较长，将尺骨拉下与桡骨处于同一平面。行 DRUJ 关节面清理，去除残存的关节面软骨。然后将该骨片修整放置于 DRUJ 关节间隙。上一枚 3.5 mm 的螺钉固定和 1.5 mm 的克氏针横形固定，或采用两枚中空螺钉固定（图 6 - 8），其中，近端的螺钉必须穿过桡骨和尺骨的两边皮质，远端螺钉可穿过三处皮质。术中透视检查螺钉和克氏针的位置。旋前方肌自尺骨掌侧缘剥离后，牵向背侧在尺骨残端钻孔穿缝线与旋前方肌固定。缝合伸肌支持带。

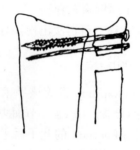

图 6 - 8　两枚针或螺钉固定

（2）术后处理。用石膏固定 4 周，开始前臂旋转运动。

3. 尺骨半切除法（hemiresection）

该手术目的是切除 DRUJ 关节的尺骨处，通过尺骨远端桡侧半的切除，形成 DRUJ 假关节，达到减轻 DRUJ 关节活动时疼痛等症状。

（1）手术方式。背侧切口，在第五肌间室入路，将伸肌支持带和 DRUJ 关节囊向尺侧翻转，做出一舌形瓣。暴露尺骨桡侧，用磨钻斜形磨去远端尺骨 DRUJ 关节面后（图 6 - 9），修整尺骨使其形状为锥形。也可采用掌长肌等制作成一个肌腱球填塞在尺骨缺损处。然后，将伸肌支持带和关节囊瓣远端与DRUJ 的掌侧韧带缝合。最后，旋转检查稳定性。

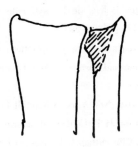

图 6-9 尺骨半切除术

（2）术后处理。用管形石膏固定 3 ～ 4 周，然后拆除石膏，开始功能锻炼。

尺骨置换术（图 6-10）目前应用不多，临床疗效值得远期评估。

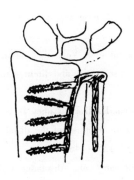

图 6-10 尺骨置换术

（李智勇）

参 考 文 献

[1] Sauve L, Kapandji M. Nouvell technique de traitment chir-urgical des luxations recidivantes isolees de l' extremite inferieure du cubitus. J Chirurg, 1936, (47): 589 – 594.

[2] Kapandji I A. The Kapandji – Sauve? operation: its techniques and indications in non – rheumatoid diseases. Ann Chirurg Main, 1986, 5: 181 – 193.

[3] Taleisnik J. The Wrist. New York: Churchill Livingstone, 1985.

[4] Fulkerson J P, Watson H K. Congenital anterior subluxation of the distal ulna. A case report. Clin Orthop Relat Res, 1978, (131): 179 – 182.

[5] Hagert C G. The distal radioulnar joint in relation to the whole forearm. Clin Orthop Relat Res, 1992, (275): 56 – 64.

[6] Palmer A K, Werner F W. Biomechanics of the distal radioulnar joint. Clin Orthop Relat Res, 1984, (187): 26 – 35.

[7] Xu J, Tang J B. In vivo changes in lengths of the ligaments stabilizing the distal radioulnar joint. J Hand Surg (Am), 2009, 34: 40 – 45.

[8] Kashyap S, Fein L. Surgical correction of recurrent volar dislocation of the distal radioulnar joint. A case report. Clin Orthop Relat Res, 1991, (266): 85 – 89.

[9] McMurray D, Muralikuttan K. Volar dislocation of the radio – ulnar joint without fracture: a case report and litera – ture review. Injury, 2008, 39: 352 – 355.

[10] Geissler W B, Fernandez D L, Lamey D M. Distal radioul – nar joint Injuries associated with fractures of the distal radius. Clin Orthop Relat Res, 1996, (327): 135 – 146.

[11] Bruckner J D, Lichtman D M, Alexander A H. Complex dis – locations of the distal radioulnar joint: recognition and management. Clin Orthop Relat Res, 1992, (275): 90 – 103.

[12] Kim J P, Park M J. Assessment of distal radioulnar joint instability after distal radius fracture: comparison of com – puted tomography and clinical examination results. J Hand Surg (Am), 2008, 33: 1486 – 1492.

[13] Adams B. Anatomic reconstruction of the distal radioulnar ligaments for DRUJ instability. Tech Hand Up Extrem Surg, 2000, 4: 154 - 160.

[14] Mittal R, Kulkarni R, Subsposh S Y, Giannoudis P V. Isolated volar dislocation of distal radioulnar joint: how easy to miss! Eur J Emerg Med, 2004, 11: 113 - 116.

[15] Lawler E, Adams B D. Reconstruction for DRUJ instabili - ty. Hand, 2007, 2: 123 - 126.

[16] Scheker L R, Ozer K. Ligamentous stabilization of the dis - tal radioulnar joint. Tech Hand Up Extrem Surg, 2004, 8: 239 - 246.

[17] Breen T F, Jupiter J B. Extensor carpi ulnaris and fl exor carpi ulnaris tenodesis of the unstable distal ulna. J Hand Surg (Am), 1989, 14 (4): 612 - 617.

[18] Adams B D, Berger R A. An anatomic reconstruction of the distal radio-ulnar ligaments for posttraumatic distal radioulnar joint instability. J Hand Surg (Am), 2002, 27 (2): 243 - 251.

第七章　桡骨远端骨折

一、解剖特点与生物力学

腕关节的三柱理论对理解腕关节骨折特别是桡骨远端骨折的病理机制很有帮助。其中，腕关节桡侧柱包括桡骨茎突和舟骨窝，中柱为月骨窝和乙状切迹（下尺桡关节），尺侧柱为尺骨远端和三角纤维软骨复合体。

在正常生理情况下，桡侧柱承受的负荷是很小的，主要的负荷经由月骨窝沿中轴传导。尺骨是前臂旋转的稳定部分，桡骨围绕尺骨摆动旋转，上下尺桡关节处的韧带连接和骨间膜将尺桡骨紧密地结合在一起。

桡骨远端骨折手术治疗的目的是恢复腕关节正常解剖关系（关节面平整性、桡骨高度和角度以及下尺桡关节），从而恢复其功能。腕关节负荷的80%传递至桡骨远端关节面，桡骨远端关节内骨折会导致桡腕关节面之间不匹配，即使只有1～2 mm也会造成退行性关节炎，从而引起疼痛和关节僵硬。由于骨折压缩导致桡骨长度缩短，更多的负荷转移到尺骨远端，尺侧结构应力增大，长期也会导致尺侧结构损伤，从而引起疼痛等症状。因而恢复桡骨远端关节面的平整是治疗重点之一。透视下闭合复位，不能保证做到这一点；而腕关节是一个双凹关节，使用有限切开，很难看到全部关节面也很难保证关节面平整；暴露完全则需要切开关节囊和韧带，损伤较大可导致术后关节僵硬。因此，关节镜就成了辅助有限切开复位的重要工具。关节镜的优点是能给术者一个明亮、放大的骨折画面，同时也可避免因切断软组织而造成的并发症。另外，通过关节镜，我们还能发现并处理韧带损伤及骨软骨游离体等情况。

二、桡骨远端骨折的分类

现在使用最多的是基于解剖的 Müller AO 分类法，该分类法对指导临床帮助较大。

A 型：关节外骨折。

B 型：部分关节内骨折，其中 B1.1 型和 B1.2 型为桡骨茎突骨折，前者为简单骨折，后者为多处骨折；B1.3 型为压缩应力所致的孤立尺侧背侧或尺侧掌侧骨折；B2.1 型为背侧剪力骨折，B2.2 型为背侧剪力骨折累及桡骨茎突；B2.3 型为背侧缘撕脱的骨折脱位，伴或不伴有桡骨茎突骨折；B3 型为掌侧剪力骨折。

C 型：完全关节内骨折，C1 型和 C2 型最常见的骨折类型是累及桡腕关节的骨折，伴有冠状面或矢状面的骨折线，干骺端骨折可为粉碎性骨折（C2 型）；C3 型为高能量损伤，累及桡腕关节面的复杂骨折。

三、桡骨远端骨折损伤机理和临床症状

1. 机理

除桡骨背侧缘撕脱骨折外，所有的桡骨远端骨折由过伸暴力造成，低能量损伤时屈曲暴力可致背侧移位的关节内或关节外骨折，剪切应力可致掌侧关节面的部分移位从而导致不稳定；高能量损伤压缩暴力使腕骨撞击桡骨，过大的轴向负荷导致关节面骨质的压缩。

2. 临床症状

桡骨远端骨折的临床症状主要为腕部疼痛、肿胀、活动受限，畸形。开放骨折时有出血，骨折移位明显时可伴有正中神经损伤，从而导致拇指、中指麻木，拇指对掌功能障碍。

3. 体格检查

仔细检查全身及整个上肢以排除是否有合并其他损伤，并完整记录复位前后肢体远端的神经血管情况。

4. 影像学检查

影像学检查必须包括腕关节前后位、侧位、斜位片，仅正侧位片可能仍漏掉5%骨折。复位前X线片可见骨折块初始移位和方向，X线片也必须包括肘关节和腕关节，以排除孟氏骨折和盖氏骨折等其他特殊类型骨折。CT扫描对于累及关节面的骨折非常必要，可以获得关于骨折块位置、大小和关节面平整性的准确信息。乙状切迹可以在CT上获得清楚的显示，这几乎不可能通过其他检查方法获得。三维CT重建可以去除腕骨和尺骨的影像，无干扰地显示桡骨远端的骨折类型，有助于某些病例的诊断。

四、桡骨远端骨折治疗

1. 治疗目标

尽量恢复桡骨长度，对线，关节内骨折则按关节内骨折的治疗要求，尽量解剖复位。放射学指标包括：桡骨长度，较健侧（尺骨变异）短缩2～3 mm以内；掌倾角度，最低要求为中立位（0°）；关节面，台阶移位小于1 mm；桡倾角度，丢失角度小于5°；恢复腕部正常对线。

2．治疗策略

（1）关节外骨折。只有少量短缩或向背侧移位的稳定性干骺端骨折可用石膏固定治疗，常见于老年人，保守治疗效果较好。存在明显背侧移位的干骺端关节外骨折包括，背侧干骺端的粉碎骨折有显著的骨量丢失，单用石膏固定常常发生复位丢失，需要用克氏针、钢板固定。可经皮透视下复位固定，或用 Kapandji 推荐的 Intrafocal 方法复位固定。若背侧骨折块粉碎明显，由于骨量不足，外固定架也是一个很好的治疗选择；在固定移位的骨块时，可采用背侧或掌侧钢板固定，锁定钢板不仅能够稳定骨折块，还能允许腕关节早期活动，术后固定相对牢靠，并发症也较少；当锁定钢板的纵向部分固定于桡骨干时，其自身的锁定角度可使桡骨远端恢复正常的掌倾角。将锁定钢板置于桡骨远端掌侧，可以减少肌腱磨损断裂等相关并发症，并使得背侧骨缺损植骨变得不再必要，因此其临床应用具有较大优越性。

（2）部分关节内骨折。B1.1 型和 B1.2 型无移位的桡骨茎突骨折可用石膏托固定治疗，如有移位，则可用关节镜下经皮空心螺钉或克氏针固定。如果损伤累及掌侧缘，则应采用掌侧钢板固定。B1.3 型累及桡腕关节、月骨窝印模（die punch）和下尺桡关节，应该解剖复位，使用螺钉或小的支撑钢板固定。B2.1 型和 B2.2 型为不稳定骨折，为背侧边缘骨折，可用外固定架加克氏针或背侧钢板固定。B2.3 型如果伴有桡骨茎突骨折，意味着桡舟头韧带和背侧桡三角韧带的撕脱骨折，移位不明显，可仅闭合复位和石膏固定治疗，当然更常用的是外固定支架结合克氏针等中立位固定。B3 型骨折（Barton 骨折）因为掌侧边缘骨折合并桡腕关节脱位，推荐使用掌侧支撑钢板固定骨折块。

（3）完全关节内骨折。这一类骨折包括所有的骺与骨干完全分离的桡骨远端骨折并同时累及关节面，治疗必须恢复关节外的各种角度和关节面的连续性。一期闭合复位和跨关节支架外固定大多已足够，随后行 CT 检查进一步明确损伤详情；待软组织肿胀消退以后，进行最后的治疗。C1 型和 C2 型最常见的骨折类型是累及桡腕关节的骨折，伴有冠状面或矢状面的骨折线。关节内骨折没有移位也没有不稳定征象也可闭合复位石膏固定。对于干骺端粉碎骨折的病例，可选择经皮穿针或跨关节外固定支架术；或应用掌侧锁定钢板可以恢复桡骨干的长度和纠正旋转。C3 型骨折必须分开固定桡侧柱和中柱，桡侧柱可用置于桡侧的支撑钢板固定，入路可选掌侧或背侧；过伸的掌侧骨折块（中柱）必须由掌侧入路钢板固定。

五、关节镜在桡骨远端骨折治疗中的应用

关节镜辅助治疗桡骨远端骨折，主要适应证为：闭合复位后关节面台阶超过 1 mm 者，最好用于简单的桡骨远端关节内骨折，骨折块应较大并且界限明显（如桡骨茎突骨折、孤立的压缩性骨折、中央压缩性骨折、掌侧或背侧 Barton 骨折）；合并腕骨骨折（Gilula 线中断）或者可疑 DRUJ、TFCC 损伤也应予关节镜检查。

开放性骨折、筋膜室综合征或早期腕管综合征或广泛软组织损伤是腕关节镜应用的禁忌证。

由于关节内骨折复位常常需要透视，因此，William 提出了改良的水平牵引方法来进行腕关节镜的操作：患肢外展，平放在手术桌上，通过一个带滑轮的柄手，沿水平方向牵引食指、中指；然后轻度抬高腕关节，用栏杆将前臂控制在旋前位。水平牵引操作难度可能要更高一些，优点是无需改变牵引

或腕关节体位，即可继续实施其他手术，如关节外骨折复位、合并损伤修复，可根据医生的操作习惯和手术熟练程度而定。

也有学者如 Francisco 等提出了干性腕关节镜技术：即在整个操作过程中生理盐水不持续冲洗，而改用注射器根据需要间断冲洗。其优点为：①减小骨筋膜室综合征的风险；②降低对周围软组织的外渗；③有利于进一步开放手术的进行。

1. 关节镜下辅助复位的常规入路和复位技术

手术时机通常在损伤后 2 ～7 天，此时进行手术可减少镜下视野的骨折部位出血。纵向牵引后，骨折块能自动部分复位；仍不满意，可在镜下复位。

通过用掌侧锁定板预先置入骨折处，先在钢板的椭圆孔处用 1 枚螺钉固定至骨折近端，然后牵引掌屈，复位基本满意后累及关节面的骨折块通过克氏针固定至钢板的横向孔处，然后在骨折近端钢板再上 1 枚螺钉维持框架稳定。

在 3 - 4 入路插入注射器针头，回抽出关节腔积血，然后，注入生理盐水 10 mL。置入关节镜，检查关节内结构，包括骨折位置、软骨损伤和韧带损伤等情况。这时需用 4 - 5 入路置入探针，通常在骨折部位处另开切口，置入探针或骨膜剥离子以松动骨折块。在每个大骨折块中心穿入 1 根克氏针，依次予以复位。对于塌陷的骨折块，往往用探针、骨膜剥离器同时撬拨，并以克氏针为操纵杆，才能撬起复位。骨折复位顺序通常是先对合桡骨远端尺侧骨折块，确保 DRUJ 相合，再把其他骨折块拼凑到尺侧骨块上，并穿针固定（图 7 - 1）。接下来腕关节镜下检视关节面对合是否满意，透视确认克氏针位置是否正确，长度是否合适。一旦远端关节内骨折复位并稳定，即可以使用克氏针或螺钉或钢板固定主要骨折块，然后再将骨干上其他螺钉固定。

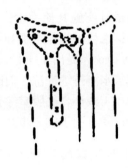

图7-1 桡骨远端尺侧块的复位固定

2. 桡骨茎突骨折关节镜辅助下复位固定术

手术方式：

先在透视下定位，再解剖鼻咽窝背侧区，将1根克氏针抵在桡骨茎突尖，斜向近端钻入克氏针，使其穿过桡骨茎突，但未穿至桡骨茎突的骨折处。然后，3-4入路插入关节镜，4-5入路置入刨刀，清理关节腔内积血和骨折碎片，显露骨折端。其镜下表现为：桡骨远端关节面掌、背侧缘各不相合，形式互反。由于桡骨茎突骨折易并发舟月韧带损伤，因此要特别注意避免有无舟月韧带损伤。待骨折块复位后再将克氏针穿入桡骨近端。为控制旋转移位，需再穿入1根克氏针，也可将此克氏针作为导引针拧入1颗空心螺钉。最后透视检查骨折复位情况、克氏针或螺钉的固定情况。

3. 桡骨远端关节内的三部分骨折关节镜下复位固定术

桡骨远端关节内骨折包括月骨印模状打击附加于桡骨茎突骨折而形成三部分骨折，因此，关节面的复位包括桡骨茎突和月骨窝两个骨块，复位难度加大。

手术方式：

第一步，用上述桡骨茎突复位固定方法，将桡骨茎突骨折缘复位，采用克氏针或螺钉固定桡骨茎突。

第二步，在关节镜引导下，对月骨印模状打击复位。如果骨折块嵌插不是特别紧，予以牵引和一定程度的掌屈，一般可使之复位。于软骨下方横穿 1～2 根克氏针，注意不要穿入下尺桡关节，用以维持复位。前臂旋转证实克氏针没进入 DRUJ 关节。

如果月骨印模状打击骨块有嵌顿，通过 4 - 5 入路，通常用探针，或是由邻近骨折的切口，插入骨膜剥离器，撬拨后才能复位，镜下确认关节面平整，然后自背侧于软骨下横穿 2 根 1.14 mm 的克氏针，用来维持复位。或采用斯氏针穿入骨折块，用该针作为操作杆撬起骨折块，复位后将该针打入。在月骨印模骨折处留下空腔，偶尔需要移植骨或骨替代物时以提供支撑，可在腕背侧环指轴线纵向皮肤做一小切口来植骨。也可采用锁定钢板维持位置。

4. 桡骨远端关节内骨折的四部分骨折关节镜下复位固定术

桡骨远端关节内骨折其月骨印模状打击骨折分裂为掌侧和背侧两块，附加桡骨茎突骨折，被称为四部分骨折。其掌侧骨块往往有明显移位并向背侧旋转，因此闭合复位困难。

（1）手术方式。先行桡骨茎突关节镜下复位固定，方法同前。

在前臂远段掌面的尺侧做纵向切口，长约 6 cm，将尺侧腕屈肌牵向桡侧，尺神经血管牵向桡侧，显露桡骨侧尺侧部分。透视下复位掌侧月骨印模状打击骨块，采用掌侧支撑钢板固定。注意螺钉不要固定月骨掌侧骨块。

腕关节被悬挂在牵引台后，采用 3 - 4 入路置入关节镜，4 - 5 入路置入探针或克氏针复位背侧月骨块，方法同三部分骨折。复位满意后，采用 2 枚 1.14 mm 的克氏针自背侧软骨下固定骨块。

（2）术后处理。术后予腕关节石膏固定，弹力绷带可以减轻水肿，术后 1 周进行主动或辅助主动地掌指关节和指间关节活动。术后 6 ~ 8 周，取出克氏针，可以开始腕关节、前臂活动恢复治疗；术后 12 周，根据 X 线片复查情况开始力量和适应训练。

合并尺骨茎突骨折时的处理：可合并 TFCC 损伤，但不会造成 DRUJ 不稳定，但如果出现关节半脱位或脱位，最好行关节镜镜检，同时修复 TFCC 撕裂和尺骨茎突骨折，固定以张力带钢丝为佳。

Barton 骨折的处理：应该按照经典的方法用掌侧钢板内固定，但是不要破坏腕关节囊。关节镜可以评价辅助关节内复位和并发关节内软组织损伤。

（易建华）

参 考 文 献

[1] Edwards C.C, III, Harasztic J, McGillivary G R, Gutow A P. Intra-articular distal radius fractures：drthroscopic assessment of radiographically assisted reduction. J Hand Surg, 2001, (26A): 1036 - 1041.

[2] Fanuele J, Koval K J, Lurie J, Zhou W, Tosteson A, Ring D. Distal radial fracture treatment：what you get may depend on your age and address. J Bone Joint Surg (Am), 2009, 91: 1313 - 1319.

[3] Angela Wing Hang Ho, S. T. Ho, S. C. Koo, K. H. Wong. Hand numbness and carpal tunnel syndrome after volar plating of distal radius fracture. Hand, 2011, 6: 34 - 38.

[4] Chung K C, Shauver M J, Birkmeyer J D. Trends in the United States in the treatment of distal radial fractures in the elderly. J Bone Joint Surg (Am), 2009, 91: 1868 – 1873.

[5] Augé W K 2nd, Velázquez P A. The application of indirect reduction techniques in the distal radius: the role of adjuvant arthroscopy. Arthroscopy, 2000, 16: 830 – 835.

[6] Mehta J A, Bain G I, Heptinstall R J. Anatomical reduction of intra – articular fractures of the distal radius, An arthroscopically – assisted approach. J Bone Joint Surg (Br), 2000, 82: 79 – 86.

[7] Ruch D S, Vallee J, Poehling G G, Smith B P, Kuzma G R. Arthroscopic reduction versus fluoroscopic reduction in the management of intra – articular distal radius fractures. Arthroscopy, 2004, 20: 225 – 230.

[8] Geissler W B. Intra – articular distal radius fractures: the role of arthroscopy. Hand Clin, 2005, 21: 407 – 416.

[9] Varitimidis S E, Basdekis G K, Dailiana Z H, Hantes M E, Bargiotas K. Malizos K. Treatment of intra – articular fractures of the distal radius: fluoroscopic or arthroscopic reduction? J Bone Joint Surg (Br), 2008, 90: 778 – 785.

[10] del Piñal F, García – Bernal F J, Pisani D, Regalado J, Ayala H, Studer A. Dry arthroscopy of the wrist: surgical technique. J Hand Surg (Am), 2007, 32: 119 – 123.

[11] Adolfsson L, Jörgsholm P. Arthroscopically – assisted reduction of intra – articular fractures of the distal radius. J Hand Surg (Br), 1998, 23: 391 – 395.

[12] Marx R G, Axelrod T S. Intraarticular osteotomy of distal radius malunions. Clin orthop, 1996, 327: 152 – 157.

[13] del Piñal F, García – Bernal F J, Delgado J, Sanmartín M, Regalado J, Cerezal L. Correction of malunited intra – articular distal radius fractures with an inside – out osteotomy technique. J Hand Surg (Am), 2006, 31: 1029 – 1034.

[14] Fuller D A, Barrett M, Marburger R K, et al. Carpal canal pressures af-

ter volar plating of distal radius fractures. J Hand Surg（Br）. 2006, 31（2）: 236 – 239.

[15] Ring D, Prommersberger K, Jupiter J B. Combined dorsal and volar plate fixation of complex fractures of the distal part of the radius. J Bone Joint Surg, 2004, 86 – A: 1646 – 1652.

[16] Musgrave D S, Idler R S. Volar fixation of dorsally displaced distal radius fractures using the 2. 4 – mm locking compression plates. J Hand Surg（Am）, 2005, 30（4）: 743 – 749.

[17] Protopsaltis T S, Ruch D S, et al. Volar approach to distal radius fractures. J Hand Surg（Am）, 2008, 33（6）: 958 – 965.

[18] Ruch D S, Papadonikolakis A. Volar versus dorsal plating in the management of intra – articular distal radius fractures. J Hand Surg Am, 2006, 31（1）: 9 – 16.

[19] Lutsky K, Boyer M I, Steffen J A, Goldfarb C A. Arthroscopic assessment of intra – articular distal radius fractures after open reduction and internal fixation from a volar approach. J Hand Surg, 2008, 33A: 476 – 484.

[20] Doi K, Hattori Y, otsuka K, Abe Y, Yamamoto H. Intra – articular fractures of the distal aspect of the radius: arthroscopically assisted reduction compared with open reduction and internal fixation. J Bone Joint Surg, 1999, 81A: 1093 – 1110.

第八章 尺骨撞击综合征

一、病理生理

尺骨撞击综合征是一种慢性退行性改变的疾病，是由于尺侧腕骨与尺骨头之间的撞击所致。它由尺骨正变异和尺侧腕骨退行性变或骨性关节炎所引起，可引起 TFCC 退行性撕裂，导致月骨、三角骨及尺骨头的软骨退变，及月三角骨间韧带退变，远端桡尺关节和尺腕关节关节炎，是引起腕尺侧疼痛的主要原因之一。

尺骨正变异可是先天性或获得性的。获得性的正变异往往由于腕关节创伤所致。

Palmer 将尺骨撞击所致的 TFCC 损伤分类为Ⅱ类退变性损伤。ⅡA 型为 TFCC 有磨损；ⅡB 型为 TFCC 磨损，合并月骨或尺骨头关节软骨软化；ⅡC 型为 TFCC 中央穿孔；ⅡD 型为月三角韧带撕裂、TFCC 穿孔、尺侧关节软骨软化；ⅡE 型为尺腕关节炎改变。

二、临床表现

尺骨撞击综合征的临床表现为腕尺侧疼痛，随重复强力抓握活动加重。临床检查为尺侧腕部压痛，握力下降。

三、放射学评估

1．X 线片改变

大部分患者可显示尺骨正变异，但也存在尺骨中立位或负变异情况。在前臂旋前抓握位是最明显。也可由桡骨骨折后的短缩，桡骨骨骺损伤骺板生长不良等导致。严重者出现尺骨头、月骨尺侧和三角骨的软骨下硬化、囊性变等改变。

2. MRI 改变

比 X 线片改变更敏感，可早期发现该病。表现为软骨缺损或退变、骨髓水肿、软骨下囊肿或硬化（图 8 - 1）。

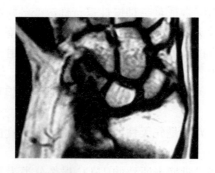

图 8 - 1　MRI 示软骨下囊肿

四、治疗原则

保守治疗用于尺骨撞击综合征的早期，尤其是尺骨中性或负向变异的患者。包括局部注射激素类药物、腕关节支具、康复治疗。

手术治疗为尺骨正向变异，TFCC 进行性退变者。包括尺骨短缩及关节镜下 TFCC 清理术、关节镜下薄饼式切除术。

1. 尺骨短缩及关节镜下 TFCC 清理术

（1）适应证。所有尺骨正变异合并 TFCC 各型损伤患者。

（2）手术方式。先进行关节镜下探查和清理术，关节镜通常放置在3－4入路，刨削刀放在6-R入路，探查腕关节桡侧和尺侧，探查TFCC、三角骨软骨面、月三角韧带损伤情况，如果为ⅡA或B型损伤，单纯进行TFCC清理。如果为ⅡC型或D型或E型损伤，采用软组织刨刀清理撕裂或退变的TFCC中央部，保留TFCC的周边部。清理损伤的月三角韧带，脱落的三角骨和尺骨穿顶部位的软骨。

　　在前臂尺侧远端做纵向切口，自尺侧腕屈肌和尺侧腕伸肌间隙暴露尺骨，骨膜下分离需要截骨部位的尺骨骨膜，一般截骨平面在尺骨茎突近端4～5 cm处，采用LCP钢板或针对尺骨短缩术特制钢板（图8－2）。常规LCP板放在尺骨的背侧。根据术前测定需要截骨长度在尺骨上做好标记，一般尺骨短缩3～4 mm，用摆锯横形或斜形截骨，去除截除的骨质，上4～6孔的钢板，加压至截骨平面无明显间隙。术中X线透视检查截骨后的尺骨下降的高度。

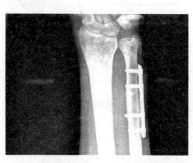

图8－2　尺骨短缩

　　（3）术后处理。可早期开始前臂和腕关节的活动，2～4个月检查截骨处骨质愈合情况。

2. 关节镜下薄饼式切除术

　　（1）适应证。尺骨正向变异在2～4 mm，合并Palmer Ⅱ

C 型 TFCC 损伤的患者。部分 TFCC 的ⅡD 型损伤。

（2）禁忌证。Palmer ⅡA 或ⅡB 型，因为 TFCC 没有穿孔，关节镜无法达到尺骨远端穹顶。

（3）手术方式。关节镜通常放置在 3 - 4 入路，刨削刀放在 6-R 入路，先探查 TFCC，如果为ⅡC 型损伤，采用软组织刨刀清理撕裂或退变的 TFCC 中央部，保留 TFCC 的周边部。采用 2.9 mm 骨性刨刀先切除尺骨穹顶靠桡侧的 1/2 或 1/3（图 8 - 3）。深度为 2 ～ 3 mm。然后旋转尺骨，切除尺骨远端穹顶最桡侧的部分。术中 X 线透视检查尺骨切除的程度。确认尺骨呈 1 ～ 3 mm 的负变异，尺骨斜面平整。

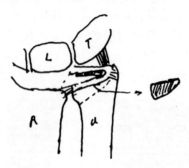

图 8 - 3　关节镜下薄饼式切除

优点：避免手术切开皮肤瘢痕，损伤 DRUJ 关节，也可以避免尺骨短缩不愈合及钢板二次取出术等。

（李智勇）

参 考 文 献

[1] Cerezal L, del Pinal F, Abascal F, et al. Imaging findings in ulnar-sided wrist impaction syndromes. Radiographics, 2002, 22 (1)：105 - 121.

[2] Friedman S L, Palmer A K. The ulnar impaction syndrome. Hand Clin,

1991，7（2）：295 – 310.

［3］Tomaino M M. Ulnar impaction syndrome in the ulnar negative and neutral wrist. Diagnosis and pathoanatomy. J Hand Surg（Br），1998，23（6）：754 – 757.

［4］Imaeda T, Nakamura R, Shionoya K, Makino N. Ulnar impaction syndrome：MR imaging findings. Radiology，1996，201（2）：495 – 500.

［5］Escobedo E M, Bergman A G, Hunter J C. MR imaging of ulnar impaction. Skeletal Radiol，1995，24（2）：85 – 90.

［6］Palmer A K, Werner F W. Biomechanics of the distal radio – ulna joint. Clin Orthop，1984，187：26 – 35.

第九章　舟　月　不　稳

一、解剖机制和病因

　　稳定舟月关系的最主要结构是舟月骨间韧带（scapholu-nate interosseous ligament，SLIL）。长桡月韧带、短桡月韧带、背侧桡腕韧带（dorsal radiocarpal ligament，DRC）、背侧腕间韧带、桡舟头韧带（radioscaphocapitate ligament，RSC）和舟大多角骨韧带则起辅助作用。而舟月骨间韧带分为背侧部分和掌侧部分，背侧部分的结构最为主要。

　　舟月不稳是引起腕关节不稳的最常见原因，可由风湿性关节炎、痉挛性轻瘫患者或腕部创伤等原因导致。舟月不稳后舟骨和月骨正常解剖关系丧失，舟骨可出现更掌屈，向掌侧旋转半脱位，月骨呈现更背屈位置。腕关节创伤可导致单纯的舟月不稳，也可由月骨周围脱位或月骨脱位合并所致。

二、分类

1. 按动力与否分类

　　（1）动力性舟月不稳。指在腕关节用力时才出现的不稳，临床检查舟月间有压痛，Watson 检查阳性，握拳旋后位应力片可见舟月间隙增宽。

　　（2）静力性舟月不稳。指在休息位舟月间隙也出现异常增宽。

2. 按时间而定的损伤分类

（1）急性舟月不稳：受伤未超过 3 周。
（2）亚急性舟月不稳：受伤 3 周至 3 个月。
（3）慢性舟月不稳：受伤 3 个月以后。

三、受伤机制

舟月不稳的受伤机制是前臂旋前，腕关节旋后过伸暴力导致。

四、临床表现及检查

舟月不稳的临床表现是腕关节的局部肿胀，疼痛与一般的腕关节扭伤无明显区别。早期损伤很容易漏诊，常常认为是严重软组织扭伤。压痛部位在舟月间隙，急性损伤很难检查，可待患者受伤后 3 天左右复诊时再检查。

如果存在舟骨的 Watson 检查阳性，建议照握拳旋后位片来明确诊断。为了排除是韧带松弛引起，建议检查健侧腕关节作对比。

Watson 检查方法：

患者前臂竖直，肘关节屈曲放在桌面上，检查者拇指按在舟骨结节上，其余 4 指环绕患者腕背侧，置患者腕尺偏和背伸姿势，向桡偏和掌屈方向运动。正常情况下，舟骨在此运动过程中逐渐竖直。如果舟月不稳，可出现舟骨向背侧移位，并有"咔嗒"声。

对于急性损伤患者，常规 X 线片很难发现存在舟月不稳，急性损伤患者如果怀疑舟月不稳，可照握拳旋后位片，明确诊断。

慢性损伤者正位片可发现舟月间隙增宽，间隙超过 3 mm

可诊断。侧位片可见舟月角增大（正常为30°～60°）（图9-1、图9-2）。

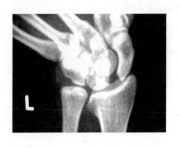 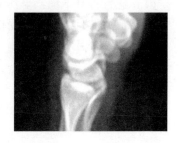

图9-1　舟月间隙增宽　　　　　图9-2　舟月角增大

五、治疗原则

急性损伤如果为动力性不稳，可采用舟骨管形石膏固定（POP）或背侧关节囊固定术；如果为静力性不稳，多采用直接韧带修复。

如果为慢性损伤，但无慢性腕关节炎表现，关节镜下探查进一步证实无软骨面破坏，则可采用韧带重建手术；如果出现舟骨关节软骨面损伤，舟月进行性塌陷（scapholunate advanced collapse，SLAC）可采用有限性腕骨融合术或近排腕骨切除术。如果腕关节炎明显，采用腕关节融合术。

（1）SLAC分为四期。

1）Ⅰ期：关节炎改变局限于桡骨茎突和相邻的舟骨远极，后前位X线片显示桡骨茎突变长，无关节间隙变窄，硬化和囊性变。舟月间隙变宽。侧位X线片显示舟骨掌屈，舟月角增大。

2）Ⅱ期：桡舟关节炎。

3）Ⅲ期：桡舟和月头关节炎，头状骨向近端移位进入增宽的舟月间隙。

4）Ⅳ期：泛腕骨关节炎，桡月关节面除外。可能是因为月骨的类圆形状与桡骨的月骨窝非常匹配的缘故。

（2）SLAC治疗策略。

1）所有SLAC患者都可以采用腕关节融合术和（或）骨间神经末梢切除术。

2）SLAC的Ⅰ期多采用桡骨茎突切除术。但发现可能是因为切除过多的桡骨关节面导致效果不佳。因此，对于SLAC的Ⅰ期和Ⅱ期，多采用舟骨切除和四角融合术，或采用近排腕骨融合术。

3）SLAC的Ⅲ期由于受月头关节的影响，不能采用近排腕骨切除术，只能够采用四角融合术或腕关节融合术。

4）SLAC的Ⅳ期采用腕关节融合术、骨间神经末端切除术或腕关节置换术等。

1. 舟月韧带修复术

（1）适应证。急性损伤患者，证实为韧带损伤。静力性不稳患者多建议手术韧带修复。部分亚急性患者动力性不稳，有明显临床症状，也建议采用。

（2）手术方式。在Lister结节尺侧做腕背侧切口，在第四背侧间室表面阶梯状切开伸肌支持带，形成桡侧和尺侧瓣，以便手术最后行支持带缝合。牵开伸肌腱，在腕背骨间韧带的近侧，平行该韧带切开关节囊。探查舟月间韧带损伤，多数在其舟骨缘可见韧带撕脱。旋转舟月骨方向，给予复位，经皮自桡侧横形穿2枚克氏针固定舟月骨，透视看复位情况是否满意。采用1～2枚2.0 mm的带线锚钉将撕脱的韧带固定到舟骨撕脱点（图9-3）。

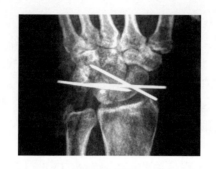

图9-3 锚钉及克氏针固定

冲洗伤口，缝合关节囊，然后缝合伸肌支持带。最后缝合皮肤。

（3）术后处理。用长臂石膏固定前臂旋前位4～6周，再用短臂石膏固定腕关节6～8周。术后12周拆克氏针。

2. 背侧关节囊固定术（Blatt 法）

（1）适应证。动力性舟月不稳。

（2）禁忌证。静力性舟月不稳

（3）手术方式。背侧腕横纹水平切口，长 3.0 cm，游离出桡神经浅支并用橡胶条保护好。经第二和第三背侧间室显露桡骨远端和背侧关节囊。将拇长伸肌向尺侧牵开，桡侧伸腕肌向桡侧牵开。设计关节囊瓣切口，至少 1.0 cm 宽，1.5 cm 长，蒂在近侧，止于桡骨远端。设计方向为第一掌骨长轴。辨认舟骨背侧缘，用磨钻在舟骨背侧做成粗糙面。复位舟骨后2枚克氏针穿舟骨月骨横形固定，透视下检查复位情况是否满意。在舟骨粗糙面植入锚钉与设计的关节囊瓣拉紧缝合。

3. 韧带重建术

（1）适应证。慢性损伤患者、静力性不稳患者。

（2）手术方式。在 Lister 结节尺侧做腕背侧切口，在第四背侧间室表面阶梯状切开伸肌支持带，形成桡侧和尺侧瓣，以便手术最后行支持带缝合。牵开伸肌腱，在腕背骨间韧带的近侧平行该韧带切开关节囊。探查舟月间隙，清理破损的韧带，如果韧带无法修复，决定行韧带重建。分别在舟骨和月骨背面斜形钻孔，两孔的掌侧面相对并在同一平面，扩大孔腔至 5 mm 大小。在掌侧切取掌长肌长 4 cm，将掌长肌自月骨孔背侧穿入掌侧穿出，然后自舟骨掌侧孔穿入背侧穿出，拉紧后自桡侧经皮横形克氏针 2 枚穿过舟骨和月骨，复位舟月间隙。自桡骨背侧向关节面桡侧缘钻孔，将掌长肌导出至桡骨背侧，拉紧后缝合固定（图 9 - 4）。缝合背侧关节囊和伸肌支持带。

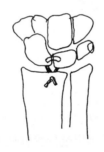

图 9 - 4 韧带重建

（3）术后处理。用石膏固定 5 ～6 周，开始功能锻炼。

4. 四角融合术（Watson 和 Ballet 法）

该方法为切除舟骨，将月骨、三角骨、头状骨和钩骨四块腕骨进行融合。目的是使近排和远排腕骨排列不再改变，以腕尺侧关节面为轴，保留腕关节一定的活动功能。

手术方式：

在腕背侧正中纵向切口，第三和第四肌间隔处切开暴露，纵向切开腕关节囊后，切除舟骨，先行月骨复位，月骨往往存在背屈移位，复位后先用克氏针固定，术中最好透视检查复位情况是否满意。行月骨和三角骨间、头状骨和钩骨间去皮质化。切除的舟骨的松质骨和/或部分远端桡骨的松质骨用于腕骨间植骨。用克氏针或特制环状钢板或螺钉固定。缝合背侧关节囊。术后支具固定8周。

用克氏针固定比用环状钢板或加压螺钉固定效果稍差。但每种方法都存在一定程度的植骨骨不愈合的情况。该手术方法关键在于必须月骨复位，去皮质化要彻底。植骨要够，才能够防止术后的植骨不愈合。

5. 近排腕骨切除术

手术方式：

腕关节背侧切口，伸肌支持带纵向切开后，第三和第四背侧肌间隔入路，纵向切开关节囊后，探查头状骨的关节面和桡骨的月骨窝关节面。判断是否存在该术式的适应证。如果这两个关节软骨面无明显破坏，才可以进行该手术。去除损坏的近排腕骨后，X线透视后确定近排腕骨是否彻底切除，必要时切除桡骨茎突。缩紧关节囊后，缝合伸肌支持带。术后手部支具固定4周。

（李智勇）

参 考 文 献

[1] Watson H K, Ballet F L. The slac wrist: scapholunate advanced collapse pattern of degenerative arthritis. J Hand Surg (Am), 1984, 56 (9): 358 – 365.

[2] Garcia – Elias G, Geissler W B. Carpal instability. In: Green DP, ed. Operative Hand Surgery. 5th ed. New York: Churchill Livingstone,

2005. 535 - 602.

[3] Kang L, Wolfe S W. Scapholunate instability: open scapholunate interosseous ligament (SLIL) repair with dorsal capsulodesis. In: Trumble TE, ed. Wrist and Elbow Reconstruction & Arthroscopy. Rosemont: ASSH, 2006. 105 - 112.

[4] Gilula L A, Weeks P M. Post - traumatic ligamentous instabilities of the wrist. Radiology, 1978, 129: 641 - 651.

[5] Thompson T C, Campbell J, Arnold W D. Primary and secondary dislocation of the scaphoid bone. J Bone Joint Surg, 1964, 46B: 73 - 82.

[6] Berger R A. The gross and histologic anatomy of the scapholunate interosseous ligament. J Hand Surg, 1996, 21A: 170 - 178.

[7] Berger R A. The ligaments of the wrist. A current overview of anatomy with considerations of their potential functions. Hand Clin, 1997, 13: 63 - 82.

[8] Berger R A, Landsmeer J M. The palmar radiocarpal ligaments: a study of adult and fetal human wrist joints. J Hand Surg, 1990, 15A: 847 - 854.

[9] Moritomo H, Viegas S F, Nakamura K, Dasilva M F, Patterson R M. The scaphotrapezio - trapezoidal joint. Part 1: an anatomic and radiographic study. J Hand Surg, 2000, 25A: 899 - 910.

[10] Drewniany J J, Palmer A K, Flatt A E. The scaphotrapezial ligament complex: an anatomic and biomechanical study. J Hand Surg, 1985, 10A: 492 - 498.

[11] Viegas S F. The dorsal ligaments of the wrist. Hand Clin, 2001, 17: 65 - 75.

[12] Viegas S F, Yamaguchi S, Boyd N L, Patterson R M. The dorsal ligaments of the wrist: anatomy, mechanical properties, and function. J Hand Surg, 1999, 24A: 456 - 468.

第十章　月三角不稳

一、概述

月三角不稳是引起尺侧腕关节疼痛的原因之一，是腕关节不稳的韧带损伤的第二种主要原因。最早于 1903 年由 Hessert 描述该病。Linscheid 在 1972 年根据月骨掌屈或背伸的位置，应用插入段不稳的概念分析腕骨间运动模式，提出掌侧插入段不稳和背侧插入段不稳两种不稳模式。认识到月三角（SL）韧带在引起 VISI 的作用。Reagan 证实 SL 韧带在 VISI 畸形中扮演着重要角色。虽然月三角不稳导致 VISI，但 VISI 不仅仅是由于月三角不稳导致。另外，无分离性桡腕关节、腕中关节不稳也同样导致 VISI。

二、损伤机制

月三角不稳的损伤机制是前臂旋前，腕背伸桡偏时的过度牵伸所致。临床上合并月骨周围脱位、反月骨周围脱位、背侧应力等损伤时也可出现月三角不稳。另外，TFCC 退变导致 LT 韧带磨损断裂也是主要的损伤机制，该损伤常见于尺骨正变异患者。

三、解剖和生物力学

月三角骨间韧带的掌侧和背侧较厚，中央部呈膜状。掌侧韧带与尺腕外在韧带汇合，背侧韧带与附着在三角骨的桡月三角韧带汇合。掌侧韧带最厚，抗张力最强。月三角韧带损伤常见撕裂部位为三角骨侧韧带附着点。稳定月三角骨的掌侧外在韧带主要为尺月韧带、尺三角韧带和桡月长韧带。背侧外在韧带为背侧桡三角韧带、背侧桡腕韧带。单纯月三角骨间韧带损伤，月三角间隙不会出现明显不稳，如果合并背侧外在韧带损伤，可导致三角骨近端移位和月骨掌屈，导致 VISI 发生。

四、临床表现

在腕关节掌屈、背伸和中立位时将其尺偏，出现疼痛或捻发音。前臂旋后，腕关节掌屈抗阻时疼痛或乏力。

尺侧腕伸肌的桡背侧和尺掌侧是 TFCC 周边与尺侧腕关节囊附着处，可出现压痛。月三角关节的背侧部压痛。月三角冲击触诊试验（向月骨方向挤压三角骨）、剪切试验（Kleinman 法）、贝壳试验（Reagan 法）等有助于诊断。

剪切试验（Kleinman 法）：从中立位向尺偏时，轴向按压，出现"咔嗒"声。因为是月骨从掌屈位转向为背伸位所致。

贝壳试验（Reagan's LT ballottement test）：检查者用手分别固定月骨和三角骨，进行掌侧和背侧不稳运动，如果患者出现疼痛，为试验阳性。

五、放射学诊断

常规腕关节正位片很难发现异常，除非为静力性不稳患者，可表现为月三角间隙增宽。对于完全月三角韧带撕裂患者，侧位片可表现为月骨掌屈改变。

关节造影检查可显示月三角间隙造影剂泄漏。但在年龄大的患者也可存在韧带穿孔，或无症状性韧带损伤患者也可出现相同的造影剂显影表现。因此，关节造影结果要与临床症状相结合才有诊断价值。

CT 造影检查和 MRI 检查对韧带的分辨较高。

关节镜检查可以准确诊断损伤的病理解剖，并显示关节软骨的质量和并发的滑膜炎。

六、分类

月三角不稳分为静力性不稳和动力性不稳。

七、治疗原则

保守治疗为损伤早期，月三角间无分离和 VISI 畸形，采用中立位石膏固定腕关节 4 ～ 6 个月。

保守治疗无效或 VISI 畸形，采用手术治疗。

八、手术治疗目的

手术治疗目的为重建尺三角韧带，维持近排腕骨的排列。

九、手术治疗策略

若为急性韧带损伤关节镜下探查，月三角韧带清理，月三角间克氏针固定和 TFCC 清理。如果尺骨正变异，采用镜下薄饼式尺骨短缩术，或采用直接关节镜下韧带修复术。

若为慢性韧带损伤出现 VISI 畸形时，采用 ECU 肌腱重建月三角韧带，如果尺骨正变异，同时行尺骨短缩术。

如果韧带修复失败，则可采用月骨三角骨融合术；如果伴有腕中关节不稳，则可采用腕中关节融合术或四角融合术等。另外，近排腕骨切除术或腕关节融合术也是一种不错的手术选择。

1. 关节镜下韧带修复术

关节镜下单纯 LT 清理术能够明显解决腕关节疼痛症状。

如果采用关节镜下将尺月韧带和尺三角韧带并拢缝合，能够达到较满意的临床疗效。Moskal 报道 20 例患者采用关节镜下韧带修复术，13 例术后疗效优秀，5 例良好，2 例失败。

（1）手术方式。6-R 入路放置关节镜，从背侧和掌侧全面检查 LT 骨间韧带，然后采用桡侧和尺侧腕中关节入路，检查月三角关节的相合性和松弛度。相合性是指三角骨桡侧关节缘与月骨向钩骨的小关节面的尺侧缘呈线性排列。松弛度为三角骨的旋转和月三角不稳两方面。不稳定的 LT 关节可因为三角骨的旋转，导致其背侧部关节面位于月骨的远侧；月三角不稳是指月三角间隙增宽。

如果确定为 LT 不稳，将尺月韧带、尺头韧带和尺三角韧带并拢缝合。建议 3－4 入路放入关节镜，从 6-U 入路置入腰穿针，恰好自尺三角韧带、尺月韧带和尺头韧带的掌侧穿过，在尺月韧带的桡侧缘进入桡腕关节。用 2－0 的 PDS 线经腰穿针送入关节，然后经 6-R 入路抽出。以同样方法在第一根缝线上方 5 mm 处再穿另外一根线。然后，将两根线的 6-R 端通过抓线器自 6-U 处抽出。拉紧后复位月三角关节。用 2 枚克氏针横形固定月三角骨后，再拉紧缝线打结固定。

（2）术后处理。用长臂石膏固定于肘关节屈曲 90°，前臂旋转中立位，腕关节中立位。6 周拔除克氏针，8 周拆石膏，开始功能锻炼。

2. 尺侧伸腕肌（ECU）重建月三角韧带术（Reagan 法）

该手术难点在于在月骨和三角骨上钻孔，要小心防止将月骨或三角骨钻碎。该手术并发症较少，但有尺神经腕背支损伤报道。Reagan 报道 9 例患者月三角不稳合并 VISI 畸形，采用该手术方式治疗，所有患者功能改善，无明显症状，但 X 线片检查同手术前征象。

（1）手术方式。腕背横形皮肤切口，长 4 cm。自第四、五伸肌间隔切开，将伸指总肌向桡侧牵开，小指固有伸肌向尺侧牵开，显露背侧关节囊。横形关节囊切开，显露三角和月骨。清理月三角间隙的滑膜增生和破损的韧带。在尺骨茎突近端6 cm处横形切口2 cm 长，以远端 ECU 止点为蒂的 4 mm 宽的 ECU 桡侧条给予切取，保留 ECU 鞘管，将肌腱条切断处缝线，自鞘管内向远端拉出。用克氏针分别在月骨和三角骨钻孔，自背侧斜向掌侧，两骨的掌侧孔必须在同一平面穿出。扩大孔腔至 5 mm 直径，以便肌腱条方便穿过。先将肌腱条自三角骨的背侧穿至掌侧，然后再从月骨的掌侧穿至背侧（图10 - 1、图10 - 2），拉紧复位后用 2 枚克氏针横形固定月三角骨，再将肌腱条残端与其未切断的止点处肌腱缝合固定。

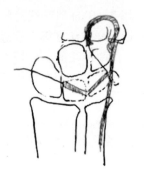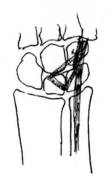

图 10 - 1　肌腱切取及骨隧道　　　图 10 - 2　肌腱缝合

（2）术后处理。用石膏中立位固定 6 周。8 周拆除克氏针，开始功能锻炼。

四角融合术手术方式见第三章"舟骨骨折"相关内容。近排腕骨切除术见第十三章"骨性腕关节炎"相关内容。

（李智勇）

参 考 文 献

[1] Hessert W. Dislocation of the individual carpal bones, with report of a case of luxation of the scaphoid and semilunar. Ann Swg, 1903, (37): 402 – 413.

[2] Reagan D S, Linscheid R L, Dobyns J H. Lunotriquetral sprains. J Hand Surg (Am), 1984, 9 (4): 502 – 514.

[3] Shin A Y, Battaglia M J, Bishop A T. Lunotriquetral instability: diagnosis and treatment. J Am Acad Orthop Surg, 2000, 8 (3): 170 – 179.

[4] Weiss A P, Sachar K, Glowacki K A. Arthroscopic debridement alone for intercarpal ligament tears. J Hand Surg (Am), 1997, 22 (2): 344 – 349.

[5] Shin A Y, Weinstein L P, Berger R A, Bishop AT. Treatment of isolated injuries of the lunotriquetral ligament. A comparison of arthrodesis, ligament reconstruction and ligament repair. J Bone Joint Surg (Br), 2001, 83 (7): 1023 – 1028.

[6] Linscheid R L, Dobyns J H, Beabout J W, Bryan R S. Trau – matic instability of the wrist. Diagnosis, classification and pathomechanics. J Bone Joint SUI – g, 1972, 54A: 1612 – 1632.

[7] Reagan D S, Linscheid R L, Dobyns J H. Lunotriquetral sprains. J Hand Surg, 1984, 9A: 502 – 514.

[8] Weber ERA. Wrist mechanics and its association with liga – mentous instability. In: Lichtman DM, ed. The wrist and its disorders. Philadelphia: W. B. Saunders, 1988. 41 – 52.

[9] Taleisnik J, Malerich M, Prietto M. Palmar carpal instabil – ity secondary to dislocation of scaphoid and lunate: report of case and review of the literature. J Hand Surg, 1982, 7A: 606 – 612.

[10] Mikic Z D. Arthrography of the wrist joint. An experimen – tal study. J Bow Joint Surg, 1984, 66A: 371 – 374 .

[11] Werner F W, Glisson R R, Murphy D J, Palmer A K. Force transmission through the distal radioulnar carpal joint: the effect of ulnar lengthening and shortening. Handchir Mikrochir Plast Chir, 1986, 15: 304 – 308.

[12] Palmer A K, Glisson R R, Werner F W. Relationship between ulnar variance and triangular fibrocartilage complex thick - ness. J Hand Surg, 1984, 9A: 681 - 683.

[13] Palmer A K, Werner R W. Biomechanics of the distal ra - dioulnar joint. Clin Orthop, 1984, 187: 26 - 35.

[14] Viegas S F, Patterson R M, Peterson P D, et al. Ulnar side perilunate instability: an anatomic and biomechanic study. J Hand Surg, 1990, 15A: 268 - 278.

[15] Favero K J, Bishop A T, Linscheid R L. Lunotriquetral liga - ment disruption: a comparative study of treatment methods abstract SS - 801. 46th Annual Meeting of the American Society for Surgery of the Hand. Orlando, 1991.

[16] Moskal M J, Savoie F H 3rd, Field L D. Arthroscopic capsulodesis of the lunotriquetral joint. Clin Sports Med 20: 141 - 53, ix - x, 2001.

第十一章　腕中关节不稳

一、概述

　　腕中关节不稳是指同排腕骨之间没有分离，但在两排腕骨之间有分离，并导致桡腕和腕中关节运动功能异常。它的动力性不稳，可由于舟头韧带和三角钩头韧带的损伤所致。患者腕自桡侧向尺侧偏时，近排腕骨突然从掌屈位转向背屈位引起的滑动，导致腕部出现"咔嗒"声。

　　1934 年，Mouchet 和 Belot 首先描述腕中关节不稳，直到近年来，根据腕关节侧位片的头状骨和月骨的位置关系，即头月角的改变，将腕中关节不稳分为 VISI 和 DISI 两种类型（图 11 - 1、图 11 - 2）。该分类针对舟 - 月 - 头状骨间复合体损伤而定。直到 1981 年，Lichtman 才描述尺侧腕中关节不稳。

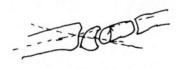

　　图 11 - 1　VISI　　　　　　　　图 11 - 2　DISI

二、病理生理

　　腕关节不稳可分为有分离的腕间不稳（carpal instability dissociative，CID）和无分离的腕间不稳（carpal instability non-dissociative，CIND）。CID 为同一排的腕骨间韧带断裂，例如

舟月韧带和月三角韧带断裂，导致近排腕骨间的分离。CIND为腕骨间韧带断裂导致近排腕骨旋转脱位，但近排腕骨间韧带是完整的。因此，腕中关节不稳为 CIND 类型，但有时归类为头月不稳、尺侧腕关节不稳或动力性腕关节不稳。

腕中关节不稳机制为环状概念模式（ring concept），腕骨间形成一个环状结构，包括桡侧和尺侧两个运动链，允许正常的近远排腕骨间的往复运动。腕关节桡偏时，舟大小多角骨复合体链屈曲运动，导致近排腕骨屈曲，头状骨和钩骨向掌侧运动。腕关节尺偏时刚好相反，尺侧链（三角－钩骨关节）伸展，导致近排腕骨伸展，头状骨和钩骨背伸运动。在中立位腕关节运动时，桡侧链的屈曲可由尺侧链的伸展运动而达到平衡。

腕中关节的伸展运动弧度大于屈曲运动弧度，桡腕关节屈曲运动弧度大于伸展运动弧度。

腕中关节不稳可由于原发性韧带松弛、渐进性韧带损伤和急性韧带损伤所致。损伤韧带为远近排腕骨间的韧带，包括弓形韧带、三角－钩骨间韧带、头月间韧带、背侧桡三角韧带。上述韧带一条或多条损伤，导致腕中关节不稳。其中，腕掌侧稳定腕中关节的韧带以尺弓状侧韧带为最重要，腕背侧稳定腕中关节的韧带以桡三角韧带为最重要。如果为三角钩骨间韧带损伤，近排腕骨掌屈，远排腕骨掌侧移位。随着腕关节进一步尺偏运动，持续的腕尺侧轴性挤压导致近排腕骨突然从掌屈转回为正常的背伸状态，腕关节出现"咔嗒"声和疼痛。

三、分类

1. 尺侧腕中关节不稳

尺侧腕中关节不稳由三角骨、钩骨、头状骨之间的韧带损伤所致，可出现 VISI。腕关节尺偏运动时，三角骨和钩骨间关节会骤然由掌屈转为背伸，甚至半脱位，产生"咔嗒"声或弹响。

2. 桡侧腕中关节不稳

桡侧腕中关节不稳由舟状骨、头状骨、大小多角骨之间的韧带损伤所致，可出现 VISI。

3. 头月关节不稳

头月关节不稳由桡头韧带损伤所致。头月关节不稳是腕中关节不稳中非常少见的类型，往往表现为动力性腕关节不稳和腕部疼痛、无力和产生"咔嗒"声（图 11 –3、图 11 –4）。

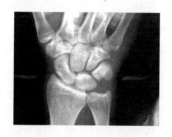
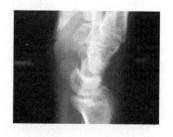

图 11 –3　正位片　　　　图 11 –4　侧位片

四、临床表现

腕中关节不稳的临床表现可有腕关节扭伤史，疼痛可能不明显。检查可表现为尺腕侧向掌侧下弯，可能为局部滑膜炎所致。三角骨、钩骨关节间的压痛，前臂旋前腕关节尺偏动作时可诱发腕"咔嗒"声。

五、放射学检查

普通 X 线片检查一般很难发现异常，在侧位片可能出现
VISI 畸形。怀疑为该损伤时，可采用应力下摄片，可见应力
侧位片近远排腕骨间分离。MRI 检查可发现舟头韧带和三角
钩头韧带损伤，但很难做出准确判断。

1. 轴移试验

轴移试验（pivot shift test）由远排腕骨旋后和掌侧半脱位
运动组成。以检查右腕为例，肘关节处于90°屈曲位，检查者
用左手控制患者的前臂，使腕关节处于旋前位，检查者右手控
制患者的右手，检查者右手拇指放置在头状骨的背侧远端区
域。先使用向腕关节掌侧方向力量使腕骨向掌侧移位，再使腕
从桡偏向尺偏运动，可导致远排腕骨出现弹响滑动感。腕中关
节不稳时，头状骨在此试验中，由于韧带松弛或断裂，出现头
月间分离，向掌侧半脱位。

2. 前后抽屉试验

检查者一手控制患者的手部并行轴向牵引，另一只手控制
患者的前臂，前后方向用力，如果腕中关节不稳或桡腕关节不
稳，可出现脱位或复位运动。

3. 背侧头状骨移位试验

按压舟骨结节，被动屈腕牵拉手指，可感觉到骤然的滑动
和"咔嗒"声。

六、治疗策略

该疾病很难明确诊断，主要表现腕部疼痛，握东西时突然

感觉到疼痛不适，或有腕部"咔嗒"声。通过应力 X 线片能够明确诊断。一旦诊断明确，可采用保守治疗，用石膏等固定 1～2 个月。采用非甾体消炎药减轻滑膜炎，改善疼痛症状，避免过度腕尺偏应力动作，同时进行支具固定。如果保守治疗效果不佳，患者持续疼痛，建议手术治疗。

早期手术治疗针对三角－钩骨间韧带损伤情况，采用骨间韧带移植修复，但该方法效果不佳，往往再次出现修复的韧带断裂。另外一种方式是掌侧弓状韧带的尺侧臂的推进修复术，该手术方式游离该韧带的头状骨止点后，拉紧复位三角钩骨间隙后，再通过头状骨钻孔固定缝合（图 11－5）。目前，认为常采用背侧关节囊固定术，其手术效果更佳。慢性损伤，出现腕中关节炎改变时，采用四角融合术。

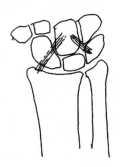

图 11－5　弓状韧带转位修复

1. 背侧关节囊固定术

背侧关节囊固定术（Shrikant 法）设计类似舟月不稳的关节囊固定术。对于非重体力劳动者，术后疗效满意，大部分患者能够回到原来的工作岗位；但对于重体力劳动者，长期随访出现疼痛复发，影响日常活动，导致腕关节进行性退变。术后康复程序要求较高，不正确的康复方式可能导致腕关节僵硬或手术失败。

（1）手术方式。背侧纵向切口，在第四伸肌支持带切开后，牵开肌腱，暴露关节囊，确认背侧桡腕斜韧带，该韧带起自 Lister 结节的远端和尺侧，止于头钩骨关节间隙。沿韧带走向，连同关节囊切取韧带，保留桡侧的起始部（图 11 - 6）。显露出头状骨，检查头状骨半脱位状态时屈腕角度，决定韧带缝合的松紧度。在头状骨远端置入缝合锚钉（图 11 - 7），保持腕关节屈曲 45°位固定，调整张力与背侧桡腕斜韧带缝合。缝合伸肌支持带。

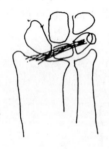   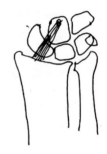

图 11 - 6　桡腕斜韧带　　　　　图 11 - 7　韧带转位

（2）术后处理。采用铰链式支具固定，一般情况下保持腕伸 10 ～ 20 位固定，康复训练时，腕被动屈曲不超过 20°，可主动伸腕运动，固定 6 周。然后，训练腕被动屈曲不超过 40°，主动伸腕练习，固定时间为 4 周左右。从第十周开始，腕练习被动屈曲 45°，主动伸腕 70°。

2. 四角融合术

见第十三章"骨性腕关节炎"相关内容。

（李智勇）

参 考 文 献

[1] Wright T W, Dobyns J H, Linscheid R L, et al. Carpal instabilities non - dissociative. J Hand Surg, 1994, (19): 763 - 773.

[2] Johnson R P, Carrera G F. Chronic capitolunate instability. J Bone Joint Surg (Am), 1986, 68: 1164 - 1176.

[3] Apergis E P. The unstable capitolunate and radiolunate joints as a source of wrist pain in young women. J Hand Surg (Br), 1996, 21: 501 - 506.

[4] Litchtman D M, Wroten E S. Understanding midcarpal instabil - ity. J Hand Surg (Am), 2006, 31: 491 - 498.

[5] Goldner J L. Treatment of carpal instability without joint fusion - current assessment [editorial]. J Hand Surg, 1982, 7: 325 - 326.

[6] Conyers D J. Scapholunate interosseous reconstruction and im - brications of palmar ligaments. J Hand Surg (Am), 1991, 16: 690 - 700.

[7] Pisano S M, Peimer C A, Wheeler D R, Sherwin F. Scapho - capitate intercarpal arthrodesis. J Hand Surg (Am), 1991, 16: 328 - 333.

[8] Watson H K, Hemptom R F. Limited wrist arthrodesis. I. The triscaphe joint. J Hand Surg, 1980, 6: 320 - 327.

[9] Wyrick J D, Youse B D, Kiefhaber T R. Scapholunate ligament re - pair and capsulodesis for the treatment of static scapholunate dissociation. J Hand Surg (Br), 1998, 23: 776 - 780.

[10] Pomerance J. Outcome after repair of the scapholunate interos - seous ligament and dorsal capsulodesis for dynamic scapholu - nate instability due to trauma. J Hand Surg (Am), 2006, 31: 1380 - 1386.

[11] Baxamusa T H, Williams C S. Capsulodesis of the wrist for sca - pholunate dissociation. Tech Hand Up Extrem Surg, 2005, 9: 35 - 41.

[12] Baratz M E, Towsen A. Midcarpal arthrodesis: four - bone technique. Techniques in Hand and Upper Extremity Surgery, 1977, 1: 237 - 244.

[13] Weinzweig J, Watson K H. Examination of the wrist. In: Weinzweig J, Watson K H, editors. The wrist. Philadelphia: Lippincott Williams & Wilkins, 2001. 48 - 59.

[14] Saffar P. Clinical examination of the wrist. In: Saffar P, editor. Carpal

injuries, anatomy, radiology, current treatment. Paris: Springer, 1990. 11 - 6.

[15] Rex C. Examination of wrist. In: Rex C, editor. Clinical assessment and examination in orthopaedics. NewDelhi: Jaypee Brothers Medical Publishers (P) Ltd. , 2002. 47 - 55.

[16] Imbriglia J E, Clifford J W. Management of the painful distal radioulnar joint. In: Weinzweig J, Watson K H, editors. The wrist. Philadelphia: Lippincott Williams & Wilkins, 2001. 369 - 374.

[17] Hoppenfeld S, DeBoer P. The Wrist and hand. In: Hoppenfeld S, De-Boer P, editors. Surgical exposures in orthopaedics: the anatomic approach. Philadelphia: Lippincott Williams & Wilkins, 2003. 182.

第十二章　风湿性腕关节炎

一、病理基础

类风湿疾病是全身性不能够治愈的疾病，可侵犯全身多系统，包括心肺、血管、神经、关节、肌腱和韧带。一般主要采用内科药物治疗，影响骨关节疾患时应根据病情采用手术治疗。

类风湿疾病导致手部病变是非常常见的。2/3 的患者在2 年内可出现手部症状，90％患者在 10 年内可出现手部症状。手和腕部病变包括软骨退变、韧带松弛、滑膜增生和骨性破坏。由于滑膜增生和血管增生，最早导致腕尺骨茎突前窝部位出现症状。随着病变的进一步发展，出现茎突破坏、韧带松弛，甚至腕部掌侧半脱位和旋后畸形，因而可见尺骨头向背侧凸起。同时，远端 DRUJ 增生导致关节炎和腕关节尺侧不稳。另外，尺侧腕伸肌的腱鞘炎也是导致尺侧不稳的主要原因之一。尺骨向背侧脱位导致腕伸肌的破裂，称为 Vaughan-Jackson 综合征。滑膜炎同样引起腕的内在和外在韧带损伤，包括掌侧桡腕韧带、舟月韧带、月三角韧带。背侧腕骨间和掌侧腕骨间不稳可导致腕骨塌陷，使近排腕骨向掌侧、尺侧和旋后方向移位。

二、临床表现

风湿性腕关节炎的临床表现为腕关节背侧肿胀、疼痛，腕关节活动疼痛，严重者出现腕关节变形，掌侧半脱位和旋后畸形、尺骨头背侧脱位。

三、治疗策略

早期腕关节滑膜改变采用药物治疗为主，如果药物疗效不稳定，可采用关节镜下滑膜清理。

腕背侧滑膜增生和肌腱断裂采用背侧滑膜切除术，肌腱断裂采用切开探查修复或肌腱转位重建术。

如果出现 DRUJ 部位疼痛，尤其是旋前旋后时明显疼痛，或出现腕部伸肌的磨损，采用 Darrach 手术方式，切除远端尺骨头。

如果出现腕骨半脱位，采用 DRUJ 关节融合术（Sauve-Kapandji 方式），也可以采用 DRUJ 关节置换术。

桡腕关节炎提倡采用腕关节融合术、部分腕骨融合术、腕关节置换术等方式。腕关节置换术能够保留部分关节活动度，更值得提倡。部分腕关节融合术，早期能够减轻疼痛，保留关节活动功能，但晚期出现症状复发，最终还是必须采用腕关节融合术或置换术。

1．背侧伸肌滑膜切除术

滑膜切除包括背侧伸肌腱滑膜和腕关节滑膜切除，肌腱重建术适应肌腱断裂者。肌腱滑膜经过药物治疗，大部分可以好转。但部分患者可出现腕背部进行性增大的包块，如果药物治疗效果不佳，可考虑手术治疗。腕关节内滑膜增生通常药物治疗有效，很少需要手术治疗。如果行背侧肌腱滑膜切除时，可考虑同时切除腕关节滑膜。单纯腕关节滑膜切除可采用腕关节镜下清理术，手术创伤小，清理得更干净。肌腱断裂多见拇长伸肌腱、环指伸肌腱和小指伸肌腱，一般可采用肌腱转位来修复，直接修复疗效不佳。拇长伸肌腱断裂多采用食指固有伸肌重建，环小指肌腱断裂采用环小指远端肌腱与伸指总肌端侧缝合。

手术方式：

背侧皮肤纵向切口，一般以第四伸肌间隔为标志做皮肤切开，两侧皮肤掀起后，注意勿损伤桡神经和尺神经感觉支的背侧分支。切断背侧的横形交通静脉，保留纵向交通静脉。显露伸肌支持带，在支持带的远近侧缘各做一横形切口，将伸肌支持带远侧半做成以桡侧为蒂的组织瓣，近侧半做成以尺侧为蒂的组织瓣，显露伸肌腱。在桡侧辨认拇长伸肌并打开肌腱分隔，清理肌腱滑膜。桡侧清理干净后，切开第 4 ～ 5 间隔，显露小指固有伸肌腱，清理小指伸肌滑膜增生组织。辨认 ECU 腱和腱鞘，注意是否出现 ECU 腱向掌侧半脱位。如果半脱位，则保留附着在第 5 ～ 6 间隔的伸肌支持带瓣，利用支持带瓣将 ECU 重新固定在背侧。清理肌腱周围的增生滑膜组织。滑膜清理干净后，将支持带置于肌腱的下方，缝合支持带。

2. 腕关节内和 DRUJ 关节的滑膜切除术

手术方式：

滑膜切除术的显露过程与伸肌滑膜切除术，该手术可与背侧伸肌腱滑膜切除术同时进行。在腕关节间隙背侧横形切开关节囊，保留 3 ～ 4 mm 的桡骨上的关节囊以便缝合。切开关节囊后，将关节囊瓣向远端掀起显露腕中关节。采用小咬骨钳切除桡腕关节和腕中关节内的滑膜组织。辨认尺侧 TFC 结构的完整性，如果 TFC 不完整，则切除 TFC 结构和清理尺侧腕关节内的增生滑膜；如果 TFC 完整，则切除三角骨和 TFC 间的滑膜。在 TFC 近端显露 DRUJ 关节，注意勿损伤背侧桡尺韧带，清理 DRUJ 关节内的滑膜，并刮除尺骨远端的骨赘，旋转前臂时可显露充分。

3. 关节镜下腕关节滑膜清理术

手术方式：

采用腕关节牵引架牵开腕关节，第 2 ～ 5 指都采用指套防止皮肤破损。先建立 3 – 4 入路，置入关节镜检查，6-U 入路为引流口，置入大号针头。4 – 5 或 6-R 入路置入刨刀，行腕关节滑膜清理，检查 TFC 损伤情况，如果 TFC 破损，应给以清理。腕中关节桡侧入路置入关节镜，腕中关节尺侧入路置入刨刀，行腕中关节滑膜清理。如果关节软骨破损，一并清理使其裸露出正常软骨面或骨面，必要时在裸露骨面上钻孔，使其软骨再生。

4. 腕关节成形术

第一个腕关节假体是 Swanson 假体，由硅胶构成。通过硅胶连接桡骨腔和掌骨腔，可解决腕部疼痛，保留一定腕关节活动度。但假体的断裂发生率较高，在 72 个月内假体断裂达到 52%。另外，可出现假体引起的滑膜炎改变。

早期带关节面的假体为半限制型，不匹配接触小关节面结构。该设计可增加腕屈伸活动，但会导致腕关节不稳和不平衡。远端假体置入掌骨，近端假体置入桡骨腔。全部采用骨水泥固定。掌骨侧可出现假体松动和植入物穿出，近端桡骨假体出现假体周围骨吸收。因此，后期假体设计注重假体关节面位置调整和限制控制，使假体更符合腕关节生物力学机制。翻修假体早期效果比较理想，但远期仍然存在假体下沉、松动和不平衡等问题。

Biax 假体（DePuy 公司研制）采用椭圆形关节面设计，明显改善腕关节的稳定性。尤其是掌骨侧的长柄设计更能降低掌骨侧柄的松动率。

解剖型假体（anatomic physiologic，APH）由德国公司设计，中期随访发现松动率仍然较高。尤其是桡骨侧假体的松动更明显。

统一假体［the universal prosthesis，Kineticos Medical Inc（KMI），Carlsbad，CA］改进假体设计理念，掌骨侧采用螺钉固定和腕骨间融合，减少远端假体的松动。

近30～50年的腕关节假体设计经验证明，远端假体要靠腕骨融合和螺钉固定才能够尽可能防止假体松动。另外，采用无骨水泥固定是一种趋势，也便于假体翻修。桡骨侧减少骨的切除和减少关节囊破坏。关节表面较宽或椭圆形半限制型假体稳定性好。

腕关节假体置换术的目的是减少腕关节疼痛，纠正畸形，维持或改善腕关节活动功能。

（1）适应证。患者对腕关节活动要求高或工作性质需要腕关节活动度；双侧腕关节风湿性关节炎，其中一侧已经行腕关节融合术。

（2）禁忌证。近期腕关节感染、手功能极差者，腕伸肌破裂或骨间背神经瘫、严重骨质疏松或腕严重畸形者。

（3）术前计划。以统一假体Ⅱ型（universal 2）为例（图12-1）。

为了减少术后感染和术后伤口愈合问题，与风湿科医生讨论减少免疫抑制剂的用量是十分必要的。

放射评估腕骨质量、腕骨塌陷和破坏、腕骨尺侧移位和掌侧半脱位、DRUJ稳定性是保障手术成功的重要环节。

术前假体大小的测量要依据术前X线片而定。桡侧假体不超过桡骨茎突的高度、腕骨假体腕骨截骨边缘2 mm，腕骨假体柄主干以头状骨为中心，尺侧螺钉穿入钩骨近极。

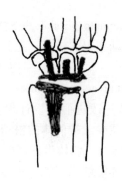

图 12 - 1　统一假体Ⅱ型

　　1）手术方式。背侧纵向切开，以第三掌骨为标志，皮肤和皮下组织一起向两侧掀起，注意勿损伤桡神经浅支和尺神经浅支。尺侧伸腕肌鞘从掌侧缘打开，向尺侧牵开，腕支持带向桡侧牵开，并清理伸肌间的滑膜增生。证实腕桡侧短和长伸肌腱完整性。设计远侧蒂的关节囊瓣，近端为桡骨远端 1 cm 的骨膜和关节囊，保留 DRUJ 的完整性。如果尺骨远端保留，那么关节囊和背远侧桡尺韧带间要小心分离，要保留 TFCC 的水平部分。关节囊瓣的两侧为第一和第六背侧伸肌间隙的基底。肱桡肌和第一伸肌间室自骨膜浅层分离，显露出桡骨茎突部分。屈曲腕关节后，清理桡腕和 DRUJ 间的滑膜组织。如果DRUJ 关节炎明显，应切除尺骨头，或做 DRUJ 关节成形术。

　　桡骨假体的置入：用开路器在 Lister 结节的轻微桡侧和桡骨背侧缘向掌侧 5 mm 处置入，然后置入导棒，透视证实导棒在桡骨的髓腔中心。铲平 Lister 结节后，安装桡骨连接杆和切割阻滞器械，切除桡骨关节面软骨。如果 DRUJ 保留，桡骨乙状切迹面远端 5 mm 要保留，因此，该处可采用人工方式切除。拆除切割阻滞器械和连接杆，重新插入导棒，进行扩髓，更换不同尺寸的扩髓器，直到扩髓触及桡骨的皮质骨。采用桡骨假体试模。观察腕骨复位及其与桡骨假体的关系，判断腕关节软组织的松紧度。

如果舟骨和三角骨不稳，可采用克氏针临时固定舟骨和三角骨，以便腕骨假体植入。切除月骨，采用导钻在头状骨钻孔，安装切割阻滞器械后切除钩骨近端 1 mm、少部分头状骨的头部、一半的舟骨和三角骨。腕骨侧假体试模。桡侧螺钉孔采用导钻置入，通过舟骨、大多角骨和第二腕掌关节，深度在 30～35 mm。尺侧螺钉孔也采用导钻置入，通过钩骨，深度为 15～20 mm，不用穿过第五腕掌关节。

同时，安装桡骨侧假体和腕骨侧假体试模后，检查腕关节的活动度，要达到 35°的背伸和 35°的屈曲。桡骨掌侧关节囊较紧，可短缩桡骨假体 2 mm 左右。如果腕屈肌挛缩，可延长肌腱。腕骨间关节面切除后采用松质骨融合。桡骨背棘处钻孔方便关节囊缝合。

正式安装假体并拧紧螺钉固定，背侧关节囊与桡骨背棘孔缝合。伸肌支持带缝合，使桡侧腕短和长伸肌、拇长伸肌在其浅层放置。放置引流管，腕部支具固定。

2）术后处理。2 天后开始主动腕屈伸运动、桡偏和尺偏运动、前臂旋前后运动。注意特别强调腕背伸运动功能。4 周时开始腕部力量练习。

5. 腕关节融合术

（1）适应证。非手术治疗无效腕关节疼痛合并畸形或腕关节不稳。

经常存在腕关节有活动度下降和轻度腕关节破坏，但大部分临床症状和功能障碍与 DRUJ 关节病变有关，这种情况建议行 DRUJ 重建或远端尺骨切除，而不行桡腕关节融合术。

因此，术前腕关节物理检查非常重要。应该明确腕关节疼痛，压痛或不稳区域。分辨疼痛来源是桡腕关节还是桡尺关节异常。如果 DRUJ 同时存在问题，在行桡腕关节融合术时行 DRUJ 关节的重建术。

类风湿腕关节畸形往往存在腕关节尺偏和掌侧半脱位，因此，手术必须矫正畸形，恢复腕关节正常力线。

（2）手术方式。腕关节背侧纵向切口，切除背侧肌腱间滑膜和腕关节内的滑膜手术步骤见背侧伸肌滑膜切除和关节内滑膜切除术。

关节囊横形切开后，显露桡骨关节面和腕骨，包括桡骨关节面、舟状骨、月骨、三角骨、头状骨、钩骨等腕骨间关节面。切除关节软骨和硬化骨。如果存在腕骨掌侧半脱位，可发现桡骨掌侧和尺侧关节面明显侵蚀性破坏，则需要切除更多桡骨的背侧和桡侧骨质才能够恢复腕关节的力线。尺骨远端及 DRUJ 关节常规给以切除。腕骨间及桡腕关节间植骨，可采用髂骨或切除的骨质填塞。如果近排腕骨破坏严重，可给予切除。用 2 枚斯氏针（直径为 2.8 mm）自第二和第三指蹼间隙偏背侧穿入，穿过腕骨，然后穿入桡骨远端髓腔。保持腕关节轻度背伸位（背伸 10°～15°）。透视检查斯氏针固定位置（图 12-2）。固定满意后，斯氏针尾埋入皮肤。缝合关节囊，伸肌支持带缝合在肌腱的下方。放置引流管引流，然后用石膏固定。

（3）术后处理。术后 2～3 天开始主动伸指，4～6 周后改功能性支具。定期 X 线检查并观察腕关节融合情况。如果斯氏针后期出现松动，刺激皮肤，可视情况拔出。

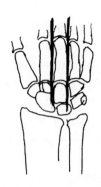

图 12 - 2　克氏针固定方向

Darrach 手术方式、DRUJ 关节融合术（Sauve-Kapandji 方式）见第六章"下尺桡关节脱位"相关内容。

（李智勇）

参 考 文 献

[1] Swanson A B. Flexible implant arthroplasty for arthritic disabilities of the radiocarpal joint. A silicone rubber intramedullary stemmed flexible hinge implant for the wrist joint, Orthop. Clin. North (Am), 1973, 4 (2)：383 - 394.

[2] Goodman M J, et al. , Arthroplasty of the rheumatoid wrist with silicone rubber：an early evaluation, J. Hand Surg (Am), 1980, 5 (2)：114 - 121.

[3] Jolly S L, et al. , Swanson silicone arthroplasty of the wrist in rheumatoid arthritis：a long - term follow - up. J Hand Surg (Am), 1992, 17 (1)：142 - 149.

[4] Fatti J F, Palmer A K, Mosher J F. The long - term results of Swanson silicone rubber interpositional wrist arthroplasty, J. Hand Surg (Am), 1986, 11 (2)：166 - 175.

[5] Stanley J K, Tolat A R, Long - term results of Swanson silastic arthroplasty

in the rheumatoid wrist. J Hand Surg (Br), 1993, 18 (3): 381 – 388.

[6] Peimer C A, et al. Reactive synovitis after silicone arthroplasty, J Hand Surg (Am), 1986, 11 (5): 624 – 638.

[7] Meuli H, Total wrist arthroplasty. Experience with a noncemented wrist prosthesis, Clin Orthop, 1997, 342: 77 – 83.

[8] Dennis D A, Ferlic D C, Clayton M L, Volz total wrist arthroplasty in rheumatoid arthritis: a long – term review, J. Hand Surg (Am), 1986, 11 (4): 483 – 490.

[9] Menon J, Total wrist replacement using the modified Volz prosthesis, J Bone Joint Surg (Am), 1987, 69 (7): 998 – 1006.

[10] Figgie M P, et al. Trispherical total wrist arthroplasty in rheumatoid arthritis. J Hand Surg (Am), 1990, 15 (2): 217 – 223.

[11] Cobb T K, Beckenbaugh R D, Biaxial total – wrist arthroplasty, J Hand Surg (Am), 1996, 21 (6): 1011 – 1021.

[12] Cobb T K, Beckenbaugh R D, Biaxial long – stemmed multipronged distal components for revision/bone deficit total – wrist arthroplasty, J Hand Surg (Am), 1996, '21 (5): 764 – 770.

[13] Radmer S, Andresen R, Sparmann M. Wrist arthroplasty with a new generation of prostheses in patients with rheumatoid arthritis. J Hand Surg (Am), 1999, 24 (5): 935 – 943.

[14] Menon J, Universal Total Wrist Implant: experience with a carpal component fixed with three screws. J. Arthroplast, 1998, 13 (5): 515 – 523.

[15] Grosland N M, Rogge R D, Adams B D, Influence of Articular Geometry on Prosthetic Wrist Stability. Clin Orthop, 2004, 412: 134 – 142.

[16] Divelbiss B J, Sollerman C, Adams B D, Early results of the Universal total wrist arthroplasty in rheumatoid arthritis. J Hand Surg (Am), 2002, 27 (2): 195 – 204.

[17] Sauve L, Kapandji M. Nouvell technique de traitment chir – urgical des luxations recidivantes isolees de l'extremite inferieure du cubitus. J Chirurg, 1936, 47: 589 – 594.

第十三章　骨性腕关节炎

一、概述

　　腕部骨性关节炎（Osteroarthritis，OA）分为原发性和继发性两种。原发性骨性关节炎不常见，最多见为 STT 关节炎。继发性骨性关节炎往往由腕部创伤导致，包括腕骨骨折和韧带损伤所致。桡骨远端关节内骨折可导致桡腕关节 OA，舟骨骨折不愈合导致舟骨不愈合的进行性塌陷（scaphoid non-union advanced collapse，SNAC），舟月韧带损伤没有成功治疗导致舟月进行性塌陷（scapho-lunate advanced collapse，SLAC）。DRUJ 关节也可以存在骨性关节炎，可能因为 DRUJ 关节内骨折所致，大部分情况不一定存在明显的创伤。在尺腕间也可以存在关节炎，往往是桡骨骨折或桡骨小头骨折导致尺骨相对延长所致。桡骨远端关节内骨折导致关节炎主要有三种情况：月骨窝或舟骨窝的印模冲击损伤；桡骨远端四部分骨折导致月骨窝冠状面和矢状面骨折；桡骨远端的 Pilon 骨折。

二、临床表现

　　骨性腕关节炎的临床表现为腕关节疼痛、腕关节无力和腕部僵硬。物理检查显示腕背侧压痛、关节活动度下降、握力下降。

三、治疗策略

　　保守治疗包括工种调整、口服非甾体类药物、关节内注射强的松等方法。关节内注射强的松药物每年不超过 3 次。如果无效，建议手术治疗。

骨间背神经末端切断术的手术适应证主要为腕关节功能和活动度好，但存在明显腕关节疼痛的患者。

桡侧腕关节炎手术方式要根据其关节炎程度而定。SNAC、SLAC 所引起的关节改变有一定规律，起初影响到桡骨茎突，然后到舟骨窝、腕中关节，最后到月骨窝。治疗方法包括近排腕骨切除、部分腕骨融合术，桡腕关节融合术及腕关节置换术等。

尺侧腕关节炎，可采用尺骨远端切除术，远端桡尺关节融合术和远端桡尺关节置换术等方式。

STT 关节炎可采用 STT 关节融合术，远极舟骨切除术。腕豆骨 – 三角骨关节炎采用腕豆骨切除术。

CT 和 MRI 能够较好评估关节炎的程度，关节镜是更直接和客观的评价手段。

1. 骨间背神经末端切断术

该手术方式由 Wilhelm 于 1966 年提出，手术适应证主要为腕关节功能和活动度好，但存在明显腕关节疼痛的患者。A. Schweizer 观察 71 例患者采用骨间神经切除术，随访平均 10 年，67% 患者术后改善，50% 患者完全或明显疼痛消失。骨间神经切断术对桡侧腕关节疼痛疗效要好于尺侧腕关节疼痛。SLAC 和 SNAC 的疗效要明显好于桡骨远端骨折导致的腕关节炎。

任何年龄段的腕关节活动度较好的轻体力劳动者，另外，腕关节活动度对其生活非常必要的老年患者的主要作用是消除腕关节活动时的疼痛。该手术方式简单，创伤小，无明显手术并发症，解决疼痛症状满意。桡腕关节侧疼痛的解除比尺腕关节侧疼痛的解除效果好。但随着术后腕关节退变的发展，症状可再出现或加重。一般切断骨间背侧神经末梢就能够达到满意效果，但也有临床报道切除骨间背侧和掌侧神经末端全部切断的疗效更满意。即使两条神经末端都切断，腕关节仍然未出现失神经性退变，提示腕关节仍然存在其他感觉神经支配。

手术方式：

背侧纵向皮肤切口，长 5 cm 左右。切开伸肌支持带，在第四和第五间隙切开后，显露骨间膜远段，骨间膜表面找到背侧骨间神经末端，给以切除 2 cm 左右。缝合伸肌支持带。

2. 四角融合术（four-corner fusion，4CF）（Watson 和 Ballet 法）

1948 年，Steele 描述四角融合术治疗舟骨陈旧性骨折。在分析 4 000 例腕关节炎 X 线片后，Waton 认为 95% 患者的腕关节退变性关节炎是以舟骨为中心，最主要模式为 SLAC 损伤所致，表现为桡舟间关节炎。因此，他认为切除舟骨，让桡腕关节应力通过桡月关节传导。增加三角骨和钩骨间融合可提高腕骨融合成功概率。当时在切除舟骨后，置入舟骨的硅胶假体，但后来因假体置入效果不佳而放弃。

该手术相当复杂，Ashmead 报道 100 例腕 SLAC 损伤 44 个月的随访疗效，腕屈伸活动度为 74°，为正常腕活动度的53%。腕握力是正常侧的 80%，3% 患者出现植骨不愈合，采用再次植骨后全部愈合。迟发性的背侧桡腕撞击率为 13%，2 例患者出现腕尺侧移位。采用远端桡骨背侧脊和头状骨背侧有限切除后，腕背撞击疼痛消除和腕背伸功能改善。背侧桡腕撞击的主要原因为头状骨与月骨关系未完全复位，因而月骨仍然背屈，导致桡骨背脊与头状骨在腕背伸时出现撞击。背侧撞击也可能为内固定钢板引起，预防的方法是使钢板放置低于月骨背侧的软骨面。

Siegel 总结 1924—1994 年所有英语类文献，骨不愈合几率为 4.3%。他推测四角融合术较其他腕关节有限融合术的融合概率高的原因是，四角融合术的融合范围较大。Shin 总结 431 例四角融合术患者，全部并发症发生率为 13.5%，其中深部感染为 0.5%，浅层感染为 3%，反射性交感神经萎缩为 3%，骨不愈合为 2%，桡头间的背侧撞击为 13%，2% 患者因为术后效果不佳而行腕关节融合术。采用钢板固定的骨不愈合率（14%）比采用克氏针或螺钉固定的率高（5%），而环形钢板固定的骨不愈合率更高，一些学者报道为高达 63%。

该方法为切除舟骨，将月骨、三角骨、头状骨和钩骨四块腕骨间进行融合。目的是使近排和远排腕骨排列不再改变，以腕尺侧关节面为轴，发挥腕关节的一定活动功能。该方法保留正常的腕部高度，维持正常的桡月关节结构。但手术技术要求较高，术后制动时间较长，并可能出现一定概率的骨不愈合等不利情况。虽然 PRC 术后制动时间短，但与 4CF 相比，术后康复时间都需要 3 个月左右。

（1）适应证。主要适合 SLAC 和 SNAC 腕，合并保守治疗无效的腕关节疼痛。腕关节功能要求高者建议采用。

（2）禁忌证。术前 X 线检查、MRI 检查或术中发现桡月关节出现退行性改变者是手术的禁忌证，另外，对于由于桡月长韧带破裂导致的腕尺侧偏移，也是手术的禁忌证。

（3）术前评估。X 线片评估桡腕关节退变范围、月骨的 DISI 畸形和腕尺偏移程度。患者年龄和腕关节活动力量要求也是重要的因素。年轻或腕力量要求高的患者建议多采用四角融合术，年龄大或腕关节力量要求低者多建议采用 PRC 术。头月关节退变是 PRC 的禁忌证。

（4）手术方式。在腕背侧正中纵向切口，第三和第四肌间隔处切开暴露，纵向切开腕关节囊后，切除舟骨，先行月骨复位，月骨往往存在背屈移位，复位后，先用克氏针固定，术中最好透视检查复位是否满意。行月骨和三角骨间、头状骨和钩骨间去皮质化。切除的舟骨的松质骨和/或部分远端桡骨的松质骨用于腕骨间植骨。用克氏针（图 13 - 1）或特制环状钢板或螺钉固定。克氏针固定方式为从头状骨穿克氏针到月骨，从三角骨到月骨，从钩骨到月骨，从三角骨到钩骨共 4 枚克氏针固定。特制环状钢板，如 Spider 钢板，该钢板为三围固定，复位月骨后，去皮质化。将钢板安放在四块腕骨中心位置，必须保证每个腕骨有两枚螺钉穿入固定。手术过程注意勿损伤桡月长韧带，防止术后腕关节向尺侧移位的发生。清洗关节腔，缝合背侧关节囊。术后支具固定 8 周。

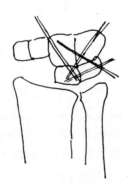

图 13 - 1 四角融合术

也有学者认为用克氏针固定比用环状钢板或加压螺钉固定效果稍差。但每种方法都存在一定程度的植骨骨不愈合情况。该手术方法关键在于必须月骨复位，去皮质化要彻底，植骨要够，才能够防止术后的植骨不愈合。

3. 近排腕骨切除术（proximal row carpectomy, PRC）

Stamm 于 1944 年首先描述该手术方法，但该方法仍然争议较大。1965 年，Cave 认为该方法效果是令人失望的，但很多学者认为该方法手术疗效比较满意。该手术方法可能导致肌腱的相对延长、肌力减弱、关节活动度下降、康复时间长和进行性桡头关节炎。Tomaino 认为近排腕骨切除术术后只需要固定 4 周，而四角融合术需要固定至少 10 周，因此，PRC 术后护理更方便。因为 PRC 保留腕远排腕骨，术后腕伸活动度较 4CF 术后大。多中心研究显示术后 3 年随访，20% 重体力者和 83% 非重体力者回到原来的工作岗位。PRC 的术后远期功能仍然值得研究。该方法改变腕关节运动的生理结构，使两排腕骨运动变为一排腕骨运动。桡骨的月骨窝与头状骨的弧度的协调程度为 60% 左右。因此，腕关节旋转或尺桡偏运动可导致腕关节的退变加剧。Viegas 随访 50 个月 12 例患者中 4 例患者出现桡头间隙狭窄，但 75% 患者并无症状。Cohen 报道 2 年随访，19 例中 3 例出现桡头关节的明显退变。虽然文献报道远期桡头关节退变的发生率为 10% ～ 82%，但远期疗效满意。R. W. Culp 10 年随访结果显示，这些桡头关节间退变与临床症状和功能方面并不存在明显的一致性。

该手术方式简单，保留一定程度的腕关节活动度，手术风险小，是一种值得推荐的手术方式。术后腕关节制动时间短，在消除疼痛方面与腕关节融合术疗效相当。但术后由于肌腱相对长、握力下降，桡头关节的不匹配可能出现桡头关节退变。DiDonna 随访 10 年病例，发现 82% 患者出现桡头关节炎改变，但 22 例桡头关节炎患者中只有 4 例采用腕关节融合术。

（1）适应证。创伤后腕关节退变，包括 SLAC、SNAC、

Kienbock 病导致腕关节塌陷、舟骨假体置换术后失败、月骨假体置换术后失败。但必须保证头状骨关节面和桡骨的月骨窝关节面完整。腕关节功能要求不高者建议采用该手术方式。

（2）禁忌证。风湿性关节炎、头状骨关节面和桡骨月骨窝关节面不完整者。

（3）术前评估。X 线评估桡舟关节退变，桡月关节退变和腕中关节退变情况。

（4）手术方式。腕关节背侧切口，伸肌支持带纵向切开后，第三和第四背侧肌间隔入路，显露骨间背神经，给以切除 1～2 cm。设计远端蒂关节囊瓣，将关节囊向远端掀起后，探查头状骨的关节面和桡骨的月骨窝关节面。判断是否存在该术式的适应证。如果这两个关节软骨面无明显破坏，才可以进行该手术。然后去除损坏的近排腕骨，舟骨可采用骨刀将其分成碎块切除，月骨和三角骨可完整去除。X 线透视后确定近排腕骨是否彻底切除，如果出现桡骨茎突的撞击，必要时切除桡骨茎突。注意保留掌侧韧带的完整性，防止术后腕关节向尺侧移位。缩紧关节囊后，缝合伸肌支持带。术后手部支具固定 4 周。

4. 舟骨大小多角骨三关节融合（scapho-trapezio-trapezoid，STT 融合术）

原发性腕骨关节炎多表现为舟、大多角、小多角骨关节之间的病变。临床表现为腕桡背侧、舟骨远极和桡侧腕屈肌管处的压痛，桡偏时可诱发疼痛加重。关键要与第一腕掌关节炎鉴别。前者腕关节运动时比拇指运动时疼痛更明显。腕过度旋前位 X 线片可显示清楚早期的 STT 关节改变，行其之间的关节清理和融合能够消除疼痛。融合后腕关节的 85% 关节活动度可保留。Watson 报道 800 例 STT 融合后的结果，术后腕关节屈伸活动度为正常侧的 70%～80%，握力为正常侧的 77%，存在 4% 的术后骨不愈合率。Wollstein 和 Watson 针对骨不愈合问题，提出自己的观点，认为为提高骨愈合率，建议软骨化要彻底，要暴露软骨下骨，STT 关节间隙要保留并填充植骨。舟骨要更加固定在掌屈位置，由正常的 47° 固定为 55°～60°。

STT 融合后，由于应力的改变，其他关节可能出现进行性退变。由于舟骨远极的固定，在腕关节桡偏运动时，舟骨远极不能够掌屈运动，导致舟骨近极向背侧半脱位倾向，出现桡骨背侧脊滑膜炎改变。

另外，其适应证也包括动力性或静力性舟骨旋转性半脱位、舟骨不愈合、Kienbock 病、舟月分离等，这在本书相关章节已提及。但如果出现明显的桡舟关节退行性变，则为手术禁忌证。

手术方式：

腕背侧横性切口，长 4 cm。保护桡神经浅支，纵形切开桡骨茎突和舟骨表面的关节囊，暴露出桡骨茎突。咬除 4～5 mm 的桡骨茎突后，检查桡舟关节面，如果关节退变明显，则改变手术方式，做腕关节融合术等。

在桡侧腕长短伸肌间横行切开关节囊，显露 STT 间隙，打开腕背侧腕骨间韧带，清理 STT 关节内韧带和软骨面，去除舟骨与大多角骨、舟骨与小多角骨、大小多角骨间的关节面。注意不要咬除坚硬的软骨下骨，不要显露出松软的松质骨。取髂骨植骨，填充 STT 关节间，上 2 枚克氏针（1.1 mm）固定舟骨大角骨间，由大多角骨的远侧面向近侧平行穿入，或用螺钉固定。注意舟骨旋转的角度，术中透视侧位片要观察舟骨的掌屈角，一般 55°～60° 比较合理。

术后长臂石膏固定 3 周，腕关节轻度背伸和桡偏位，食指和中指固定在掌指关节以远，拇指固定到拇指尖，前臂中立位，肘关节屈曲 90°。3 周后改为拇指人字管形石膏固定

3～4周，根据骨愈合情况，拔出克氏针，再支具固定4～6周。

5. 腕关节融合术

Ely 在 1910 年首先采用腕关节融合术治疗腕关节结核患者，当时采用胫骨前骨移植来桥接第三掌骨与桡骨间隙。临床采用多种骨移植和内固定材料来提高腕关节融合概率。其中，自体植骨和采用 AO 手研究组的 LC-DCP 钢板得到大家的认可。该手术仍然存在植骨不融合，多表现为术后疼痛仍然存在，主要发生部位为中指的腕掌关节，因此，有学者建议该关节不做融合，减少术后并发症。另外，也可能出现腕管综合征，发生概率为10%。可能为手术导致腕关节肿胀或腕关节固定导致腕管变窄所致。多为急性起病，表现正中神经受压症状，必须行腕管减压治疗。

（1）适应证。桡腕关节炎是腕关节融合术的适应证。包括 SNAC、SLAC 的晚期改变、桡骨远端骨折关节内损伤等所有导致桡腕关节进行性破坏，软骨面损害，持续性疼痛无法用其他方法来解决。

该手术是明显破坏性手术，导致腕关节完全固定，因此有明显的缺点和不足。也是其他有限腕关节融合术后失败最终选择的手术方式之一。适合该手术的患者的另一选择是腕关节置换术，腕关节置换术可减轻疼痛，并保留一定的腕关节活动功能。

（2）禁忌证。骨骺仍然未闭合的儿童、软组织条件差和局部感染者。

（3）手术方式。背侧直切口，起自第三掌骨的桡侧，向近端经过 Lister 结节，止于拇长展肌近侧缘的桡骨表面。阶梯状切开伸肌支持带，将拇长伸肌牵开向桡侧，显露桡骨远端。

切开背侧关节囊，将桡侧关节囊和第二背侧间室掀向桡侧，尺侧关节囊和第四间室掀向尺侧。显露要融合的关节表面。常规要融合的关节包括舟头关节、头月关节、舟月关节、桡舟关节、桡月关节（图13-2）。食指和中指的腕掌关节融合临床争议很大，一般建议融合。尺侧腕骨一般不融合，保留尺侧手部的活动功能，但如果尺侧腕骨有明显关节炎表现，同时融合，包括钩三角关节、头钩关节和月三角关节。

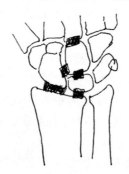

图13-2　融合的关节

　　术前X线片和临床检查证实仍然有病变的关节要融合。切除桡骨关节面、需要融合的腕骨背侧软骨和关节间的软骨。用骨刀削除舟骨和月骨的背侧面，保留其60%前后径（图13-3）。做桡骨远端干骺端和Lister结节的截骨，削平结节和干骺端骨质。

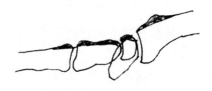

图13-3　背侧面切除范围

取髂骨植骨，填充桡舟关节间隙和其他腕骨关节间隙。用背侧钢板固定。钢板必须有10°背伸。第三掌骨用3枚2.7 mm的螺钉，头状骨用1枚2.7 mm的螺钉，桡骨用4枚3.5 mm的螺钉。缝合背侧支持带，放负压引流，关闭伤口。

（4）术后处理。用短臂石膏固定6周。

针对尺侧腕关节炎，采用尺骨远端切除术、远端桡尺关节融合术和远端桡尺关节置换术等方式。具体手术方式见第六章"下尺桡关节脱位"相关内容。

腕关节置换术也是腕关节炎后期的治疗手段之一。该手术方式多应用风湿性关节炎患者，但对于腕关节创伤后关节炎患者，正确选择病例，也能够达到较满意疗效。该手术保留一定长度腕关节活动，减轻疼痛，适合低要求腕关节活动者。对于年轻患者，重体力要求的患者不建议采用腕关节成形术。具体手术方式见第十二章"风湿性腕关节炎"相关内容。

（李智勇）

参 考 文 献

［1］Watson H K, Ballet F L. The SLAC wrist: scapholunate advanced collapse pattern of degenerative arthritis. J Hand Surg, 1980, 112（5）: 320 – 327.

［2］Weiss K E, Rodner C M. Osteoarthritis of the wrist. J Hand Surg, 2007, 32A: 725 – 746.

［3］Steele P B. An operation for ununited carpal scaphoid fracture. Transactions of the Fourth International Congress of Orthopaedic Surgery. Amsterdam, 1988.

［4］Watson H K, Ryu J: Degenerative disorders of the carpus. Orthop Clin North（Am）, 1984, 15: 337 – 353.

［5］Watson H K. Limited wrist arthrodesis. Clin Orthop, 1980, 149: 126 – 136.

［6］ Ashmead D Ⅳ, Watson H K, Damon C, et al. SLAC wrist salvage. J Hand Surg（Am）, 1994, 19: 741 – 750.

［7］ Siegel J M, Ruby L K. A critical look at intercarpal arthrodesis: review of the literature. J Hand Surg（Am）, 1996, 21: 717 – 723.

［8］ Shin A Y. Four – corner arthrodesis. JASSH, 2001, 1: 93 – 111.

［9］ Tomaino M M, Miller R J, Cole I, et al. SLAC wrist: PRC or limited wrist arthrodesis with scaphoid excision? J Hand Surg（Am）, 19: 134 – 142, 1994（Am）.

［10］ Imbriglia J E, Broudy A S, Hagberg W C, et al. Proximal row carpec – tomy: clinical evaluation. J Hand Surg（Am）, 1990, 15A: 426 – 430.

［11］ Viegas S F, Patterson R M, Peterson P D. Evaluation of the biomechani – cal efficacy of limited intercarpal fusions for the treatment of scapholu – nate dissociation. J Hand Surg（Am）, 1990, 15: 120 – 128.

［12］ Cohen M S, Kozin S H. Degenerative arthritis of the wrist: proximal row carpectomy versus scaphoid excision and four – corner arthrode – sis. J Hand Surg（Am）, 2001, 26: 94 – 104.

［13］ Culp R W, McGuigan F X, Turner M A, et al. Proximal row carpec – tomy: a multicenter study. J Hand Surg（Am）, 1993, 18: 19 – 25.

［14］ Stamm T F. Excision of the proximal row of the carpus. Proc R Soc Med, 1944, 38: 74 – 75.

［15］ Jorgensen E C. Proximal – row carpectomy. J Bone Joint Surg, 1969, 51A: 1104 – 1111.

［16］ Crabbe W A: Excision of the proximal row of the carpus. J Bone Joint Surg, 1964, 46B: 708 – 711.

［17］ Inglis A E, Jones E C. Proximal row carpectomy for diseases of the prox – imal row. J Bone Joint Surg, 1977, 59A: 400 – 403.

［18］ Nevaiser R J. On resection of the proximal row. Clin Orthop, 1986, 202: 12 – 15.

［19］ Imbriglia J E, Broudy A S, Hagberg W C, et al. Proximal row carpec – tomy: clinical evaluation. J Hand Surg, 1990, 15A: 426 – 430.

［20］ Tomaino M M, Miller R J, Cole I, et al. Scapholunate advanced collapse wrist: proximal row carpectomy or limited wrist arthrodesis with scaphoid excision? J Hand Surg, 1994, 19A: 134 – 142.

[21] Wyrick J D, Stem P J, Keifhaber T R. Motion – preserving procedures in the treatment of scapholunate advanced collapse wrist: proximal row carpectomy versus four – comer arthrodesis. J Hand Surg, 1995, 20A: 965 – 970.

[22] DiDonna M L, Kiefhaber T R, Stern P J. Proximal row carpectomy: study with a minimum of ten years of follow – up. J Bone Joint Surg, 2004, 86A: 2359 – 2365.

[23] Cohen M S, Kozin S H. Degenerative arthritis of the wrist: proximal row carpectomy versus scaphoid excision and four – corner arthrodesis. J Hand Surg (Am), 2001, 26: 94 – 104.

[24] Weiss K E, Rodner C M. Osteoarthritis of the wrist. J Hand Surg, 2007, 32A: 725 – 746.

[25] Kendall C B, Brown T R, Millon S J, Rudisill Jr L E, Sanders J L, Tanner S L. Results of four corner athrodesis using dorsal circular plate fixation. J Hand Surg, 2005, 30A: 903 – 907.

[26] Watson H K, Wollstein R, Joseph E, Manzo R, Weinzweig J, Ashmead D 4th. Scaphotrapeziotrapezoid arthrodesis: a follow – up study. J Hand Surg (Am), 2003, 28: 397 – 404.

[27] Nagy L. Salvage of post – traumatic arthritis following distal radius fracture. Hand Clin, 2005, 21: 489 – 498.

[28] Schweizer A, von Kaönel O, Kammer E, Meuli – Simmen C. Long – term follow – up evaluation of denervation of the wrist. J Hand Surg, 2006, 31A: 559 – 564.

[29] De Smet L, Truyen J. Arthrodesis of the wrist for osteoarthritis: outcome with a minimum follow – up of four years. J Hand Surg, 2003, 28B: 575 – 577.

第十四章　腕管综合征

一、概述

腕管综合征（carpal tunnel syndrome，CTS）为各种原因所致腕管内压力增高，引起腕管内正中神经受压，导致桡侧三个半手指麻木、疼痛、感觉异常和功能障碍的一组症候群。Paget（1854）首次描述腕部创伤导致的正中神经受压。Marie 和 Foix（1913）描述紧邻腕横韧带（transverse carpal ligment，TCL）的双侧正中神经的神经瘤，并建议手术切除 TCL 以解除对正中神经的卡压。Woltman（1941）报道肢端肥大症患者并发正中神经嵌压，出现鱼际肌萎缩和指尖起泡等神经失营养性改变。Learmonth（1933）进行了首例腕屈肌支持带分离和正中神经减压术。Phalen（1950—1981）明确了 CTS 是因为正中神经在腕横韧带（TCL）下方受压卡所致，并命名和普及了"腕管综合征"这一术语。1989 年，Okutsu 和 Chow 首次报道利用内窥镜治疗 CTS，随后在美国及其他国家迅速普及。

二、解剖结构

腕管是由骨与韧带构成的一个骨纤维管道，其桡侧、尺侧及背侧均为腕骨以及覆盖在腕管上的韧带，掌侧为腕横韧带，共有 9 条肌腱（深浅屈指肌腱各 4 条、拇长屈肌腱 1 条）和正中神经在腕管内通过。腕横韧带是前臂深筋膜的延续，由紧密的胶原纤维构成。在横断面，远端边缘更厚，近端边缘更薄。腕横韧带在远侧腕横纹以远延伸 3.5～4.0 cm。腕管内有尺侧和桡侧两个滑囊，薄的滑膜位于屈肌腱鞘的顶部。一方面，腕管内的结构排列紧密空间极为有限；另一方面，构成腕管的组织较为坚韧，缺乏弹性。该特殊解剖结构使得当腕管内压力增高时正中神经容易受损。

三、病因

腕横韧带的增厚导致腕管变小是目前最常见的病因。屈肌腱滑膜增厚是引起腕管综合征的重要致病因素，绝大多数为非特异性滑膜炎，常见于从事反复屈伸腕指活动工作者，其次为类风湿性关节炎患者。腕部创伤还能够导致腕管内压改变和腕管变小。Eversmann 报道 60% 桡骨远端骨折患者可出现不同程度的正中神经卡压症状。另外，也存在腕管内肿物导致正中神经卡压，包括血管瘤、腱鞘囊肿等肿物。

四、临床表现

40～60 岁女性患者占大多数，女性与男性的比例为（3～5）∶1。双侧手常同时受累，但优势手更常受累且程度较重，病程从 2 周到 20 年不等。症状的发展常分为三个阶段：①早期症状包括手的刺痛、麻木、感觉异常等。②鱼际肌萎缩，不能做抓握、搓捻等动作。③晚期出现血管运动和营养改变，表现为桡侧三个半指皮肤发干、发凉、色泽改变甚至溃疡形成。具有特征的症状包括疼痛和麻木常在夜间或清晨加重，患者常有麻醒或疼醒的主诉。典型的体征为桡侧三个半指感觉减退、Tinel 及 Phalen 征阳性。

1．Tinel 征

在腕部轻敲正中神经，引起刺痛放射到中指和正中神经分布区。

2. Phalen 征

患者竖起前臂，完全屈腕下观察 1 分钟。如果出现手部刺痛症状，说明试验阳性。

五、影像学与电生理检查

肌电图检查为常规检查，可明确神经卡压部位，并对其他疾病的鉴别有帮助。

1. B 超

神经 B 超能够分辨该段正中神经的直径改变，能够检查是否存在血管瘤、腱鞘囊肿等占位性病变。

2. MRI

一般情况不需要 MRI，但 MRI 在鉴别诊断方面有帮助。

Gelberman 等通过实验研究和临床观察，将本病分为 4 期或 4 型。

（1）早期或轻型。表现为间歇性麻木或麻痛感，两点辨别力正常，无肌萎缩和肌力减低，腕上诱发电位潜伏期延长 1～2 毫秒。

（2）中期或中型。有持久性麻痛和感觉异常，运动功能轻度障碍，潜伏期延长较多。

（3）晚期或重型。感觉和运动功能显著减退，大鱼际肌萎缩。

（4）急性期或急性受压型。常见于腕部骨折脱位后。因局部出血、组织水肿使腕管内容物增多和体积增大，或腕管形状改变使容积减小，引起腕管内压增高，造成正中神经急性受压。

根据病史、体征及电生理检查的结果，典型的 CTS 的诊断并不困难。腕关节 X 线片可了解有无腕部骨性关节炎及其他骨关节病，腕部 CT、MRI 可了解腕管截面积的改变及有无占位性病变。常常需要用 CTS 鉴别的疾病包括神经根型颈椎病、胸廓出口综合征、旋前圆肌综合征和多发性周围神经病。

六、治疗策略

1. 保守治疗

对于电生理检查没有失神经改变、症状轻、病程短，或全身情况不允许手术者，可采取保守治疗。常用方法包括腕关节支具固定，口服非甾体类解热镇痛药，局部封闭治疗等。

2. 手术治疗

当患者保守治疗无效、症状加重尤其是电生理检查明显异常、鱼际肌有萎缩者以及正中神经分布区有明显感觉减退者，均需手术治疗。手术方式包括传统开放手术、有限切口手术，以及内镜手术。

（1）传统开放手术。自 20 世纪 50 年代起，TCL 切除术一直是最常用的方法，术后多数患者的症状能得到持久的缓解。Skandalakis 等对手术过程作了详尽描述，在鱼际肌部作长切口，完全暴露 TCL 进行直视手术，同时可行神经松解术。其优点是安全及较少出现医源性损伤，局麻即可，手术效果好；其缺点是术后最初几天疼痛较甚，至少 6 周后方能恢复手功能，术后手的握力和捏力明显下降，指屈肌腱和正中神经的弓弦畸形，外形不够美观，等等，而且如需第二次手术则较困难。

手术方式：取距鱼际纹尺侧 6 mm 并与之平行的斜切口，

近端越过腕横纹后偏尺侧作约 5 cm 略呈 "S" 形切口，切开皮肤、皮下组织，并向两侧拉开，双极电凝止血，确定并显露掌长肌腱位置（掌长肌腱缺如者例外），在其尺侧显露屈肌支持带，在屈肌支持带远端用蚁式钳伸向腕管并挑起，用尖刀切断屈肌支持带及腕横韧带，松解正中神经。止血后，不缝合屈肌支持带及腕横韧带，直接缝合皮下及皮肤，术后掌侧石膏固定腕关节于中立位 3 周，拆除石膏后可正常活动。

（2）有限切口开放手术。该手术方式采用短切口，切口不通过腕横纹，克服术后瘢痕增生，术后恢复较慢等缺点。手术时间短，创伤较小，并发症少。很多临床医生极力推荐该手术方式。

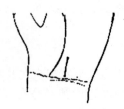

图 14 -1　有限切口设计

手术方式：腕横纹远端作 1.5 cm 长的纵切口，自掌长肌腱止点的尺侧纵向顺腕纵纹向手掌方向切开（图 14 - 1），切开皮肤及掌长肌腱膜，显露腕横韧带及其下缘，自浅向深面切开腕横韧带，腕关节背伸状态下，用神经剥离子保护正中神经及屈肌腱，向远端切断屈肌支持带及腕横韧带。向上牵开近端皮肤，显露腕横韧带近端，完全切开腕横韧带，同时切除大部分腕横韧带，显露正中神经及屈肌腱。如果正中神经局部变细变扁明显，神经上血管受压明显，给以神经外膜松解。检查屈肌腱滑膜增生情况，如果明显增生，给以切除；如果存在腕管内占位性肿物，给以切除。止血后，直接缝合皮下及皮肤组织。

（3）内镜手术。1989 年，Okutsu 和 Chow 首先在《关节镜杂志》上报道了在内窥镜镜视下进行腕部屈肌支持带切开术。关节镜下腕管松解手术适应证与开放手术类似，包括所有非手术治疗无效、需要腕管松解的患者，禁忌证包括：①患者需做神经松解、腱鞘切除、屈肌支持带作"Z"字成形术或 Guyon 管松解术；②怀疑腕管内有占位性病变，或腕管内有肌肉、肌腱、血管等其他严重的异常情况；③患者局部有感染、手部严重水肿等；④腕管综合征手术失败复发者；⑤术前拇短展肌废用但无明显正中神经感觉的改变，提示正中神经有变异者；⑥既往有屈肌腱损伤或腕部手术史。

目前，关节镜下腕管松解术主要包括以 Agee 等为代表单切口和以 Chow 为代表的双切口两种技术。

1）单切口技术（Agee 法）。

手术方式：在腕掌侧，距远端腕横纹线 3 cm，掌长肌腱尺侧做长 1 cm 皮肤横切口，切开皮肤后，蚊式止血钳钝性分离皮下组织至前臂筋膜层，沿筋膜层向远侧分开，确认掌长肌腱后，分离腕横韧带近侧缘和尺侧滑囊，钝性剥离器自腕横韧带近侧缘置入腕管尺侧，向远端剥离至腕横韧带远侧缘。从尺侧用扩张棒从小号到大号按顺序插入，插入的方法为，先让患者手指屈曲，伸指的同时与屈指肌腱一同进入腕管。依照上述方法，换插外套管。将内窥镜插入外套管，从皮肤的切口依次可观察到，皮下脂肪组织，前臂筋膜，屈肌腱，通常在外套管的尺侧可观察到环指的指浅屈肌腱。向远位进入观察，可见与纵行的屈肌腱垂直横行的腕管横韧带的纤维，如观察不到时，往往是因为外套管插入过深。正确的手术通道应在腕横韧带下、指屈肌腱上、环指两侧纵轴线之间（第四掌骨上），尺侧不超过钩骨钩。偏向尺侧可能进入尺管损伤尺神经、动脉，偏向桡侧可能损伤指总神经或鱼际肌运动神经支；太浅可能将器械插入腕横韧带中致腕管松解不完全，太深可能将器械置入屈指肌腱下致肌腱损伤；远端不能进入手掌太远，超过腕横韧带远侧缘 5～10 mm 可能损伤掌浅弓。注意保持固定好外套管的位置，内窥镜在外套管内活动时，要与外套管的纵轴保持一致。钩刀沿外套管的尺侧，钩状的刀刃向上垂直沿外套管壁，在镜视下向远方推进，正中神经位于外套管壁的桡侧受到保护，所以不易损伤，通过腕管后，确认腕管横韧带的远位缘，刀刃向上举起，勾住腕管横韧带的远位缘向近位端牵拉，腕管横韧带可被切断。如果腕管松解完全，镜下即可见脂肪球和手内肌运动，插入剥离器能感觉到腕管容积增加，将剥离器自韧带远端拉向近端可以经皮触及；如果腕管松解不完全，可见腕横韧带呈"V"形槽状缺损，应再次切割直至完全松解。直接缝合皮下及皮肤，弹力绷带包扎，不需石膏外固定，术后 2 周可恢复正常工作及生活。

2）双切口技术（Chow 法）。

手术方式：近端切口（入口）与单切口技术中腕部切口位置相近，触及腕豆骨近端，向桡侧横行画—10～12 mm 线，距离该线末端向近端 0.5 cm 画第二条线。长度为 10 mm，第二条线为手术的近端切口（图 14 - 2）。用止血钳分离皮下脂肪和筋膜，自掌长肌的尺侧缘纵向切开筋膜，显露尺侧滑囊。用小拉钩将远端皮肤拉起，产生一空间，使腕横韧带和尺侧滑囊分离。采用弧形剥离器推开薄膜进入腕管。远端切口（出口）则沿外展位拇指的远侧缘向手掌画一横线与起自第三指蹼平行于前臂纵轴的直线相交，于交点近端尺侧 1 cm 纵形切开 1.5 cm（图 14 - 3）。小心分离注意勿损伤掌浅弓和正中和尺神经分支。保持腕关节和手指过伸状态下（图 14 - 4），将一有槽套管自腕横韧带近侧缘插入腕管，通过与单切口技术同样的手术通道，自掌浅弓和正中神经分支上方由远端切口穿出，分离腕横韧带远侧缘、正中神经和掌浅弓，专用套管自腕横韧带远侧缘向近侧插入，套管开槽朝向掌侧略尺偏。内镜自套管近端置入，探针自套管远端置入，通过套管开槽探查腕横韧带远、近侧缘。腕横韧带的切开松解分远侧半和近侧半两步，第一步将推切刀插入套管远端，刀刃伸出槽外推切韧带远侧缘，换三角刀和钩刀伸到韧带中部，向上穿透韧带并向远端拖切，与韧带远侧缘切口连通（图 14 - 5）；第二步将内镜移到套管远端，推切刀插入套管近端，用同样的方法切开腕横韧带近侧部分。最后检查腕管松解情况。

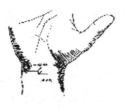

图 14 - 2　近端切口

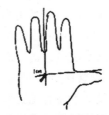

图 14 - 3　远端切口

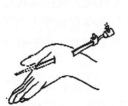

图 14 - 4　腕背伸位

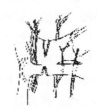

图 14 - 5　腕横韧带切开方式

　　3）内镜手术腕管彻底松解的观察指标。①内窥镜视下能观察到腕横韧带切断的两断端。②内窥镜视下能观察到手掌部的脂肪组织。③从手掌部能观察到内窥镜在腕管内通过的均一透光。④钝棒插入腕管内向手掌部顶起滑动，从手掌表面能均一地触及。

4）内镜手术常见并发症及注意事项如下。

a. 神经损伤。发生率为 0.4%～0.8%，其中尺神经损伤最多，其主要原因是器械对腕管远端尺侧或尺管入口的压迫，导管放置太浅或偏于尺侧甚至穿透尺管直接损伤尺神经；正中神经位于腕管的浅层偏桡侧，腕管内经常有已分出的指总神经和变异的运动神经返支，术中均已受损。

b. 血管损伤。发生率为 0.12%～0.3%，主要是尺动脉、掌浅弓损伤。尺动脉在腕横韧带尺侧附着点附近，采用单、双切口技术时都有被损伤的危险。在环指轴线上，自腕横韧带远端到掌浅弓的距离平均为 4.8 mm；采用单切口技术时器械伸入掌部过深，可能损伤掌浅弓；采用双切口技术时可通过远端切口分离掌浅弓，适当操作不应损伤。

c. 腕管松解不彻底。发生率为 0.2%～0.7%，有术者认为关节镜下不能看见腕管的全部，松解术存在较大的盲目性。未被松解的韧带纤维最常见于远端，可能与担心损伤掌浅弓有关。Lee 等发现不完全松解常见有三种情况，包括误将尺管当做腕管松解、腕横韧带远端不完全松解和腕横韧带中央部不完全松解，认为腕管松解不完全最常见的原因是工作套管穿透韧带或插入鱼际肌内。

d. 肌腱损伤。发生率约为 0.1%，包括小指、环指和中指屈肌腱损伤。多为镜下未能正确辨别腕横韧带和肌腱组织所致。

由于内窥镜视下进行屈肌支持带松解术操作技术要求较高、术中视野有限、不易止血等条件的限制，Agee 等提出 10 条操作规范以减少并发症的发生：①术者需熟悉解剖；②不要滥用该术式；③确保术中设备性能可靠；④如内窥镜插入受阻，则放弃单切口术式；⑤确保切割器械位于腕管内，而不是在 Guyon 管内；⑥如果视野不清晰，放弃单切口术式；⑦不要用内窥镜探查腕管；⑧如所得图像异常，放弃单切口术式；⑨术中内镜操作保持与环指成直线；⑩如有疑问，立刻退出。

（黎建文）

参 考 文 献

[1] Gelberman R H, Rydevik B L, Press G M, et al. Carpal tunnel syndrome: a scientific basis for clinical care. Orthop Clin North (Am), 1988, 66 (19): 115.

[2] Okutsu I, Hamanaka I, Ninomiya S. Achieving optimum results in endoscopic tunnel release – 4373 clinical experiences. In: 8th congress of the international federation of societies for surgery of the hand (IFSSH), Ridvan E. ed. Istanbul—Turkey, 2001. 510 – 515.

[3] Chow J C, Hantes M E. Endoscopic carpal tunnel release: Thirteen years' experience with the Chow technique. J Hand Surg (Am), 2002, 27 (6): 1011 – 1018.

[4] Boeckstyns M E H, Sorensen A I. Does endoscopic Carpal tunnel release have a higher rate of Camplications than Open carpal tunnel release. J. Hand Surg (Br), 1999, 24: 9 – 15.

[5] Chow J C. Endoscopic carpal tunnel release. Two – portal technique. Hand Clin, 1994, 10: 637 – 646.

[6] Garland H, Langworth E P, Taverner D, Clark J M. Surgical treatment for the carpal tunnel syndrome. Lancet, 1964, 13: 1129 – 1130.

[7] Randall W, Voila M D, William B, et al. Limited open carpal tunnel release. Atlas of the Hand Clin, 2000, 5: 121 – 130.

[8] 张高孟，马建军，徐建光，等. 小切口治疗腕管综合征 14 例报告. 中华手外科杂志, 2000, 16: 32 – 33.

[9] Kelly C P, Pulisetti D. Jamieaon A M. Early experience with endoscop-

ic carpal tunnel release. J Hand Surg (Br), 1994, 19: 18 - 21.

[10] 顾玉东, 史其林, 孙贵新, 等. 内窥镜下松解腕管综合征的神经并发症. 中华手外科杂志, 2003, 19: 151 - 152.

[11] Palmer A K, Toivonen D A. Complications of endoscopic and carpal tunnel release. J Hand Surg (Am), 1999, 24: 561 - 565.

[12] Agee J M, Mccarroll H R Jr, Tortosa R D, et al. Endoscopic release of the carpal tunnel: a randomized prospective ~ multicenter study. J Hand Surg (Am), 1992, 17: 987 - 995.

[13] Agee J M, McCarroll H R, North E R. Endoscopic carpal tunnel release using the simple proximal incision technique. Hand Clin, 1994, 10: 647 - 659.

[14] 史其林, 薛峰, 王金武, 等. 腕管综合征在内窥镜视下手术与常规手术的疗效比较. 中华手外科杂志, 2000, 16: 152 - 155.

[15] Agee J M, Peimer C A, Pyrek J D, et al. Endoscopic carpal tunnel release: a prospective study of complications and surgical experience. J Hand Surg (Am), 1995, 20: 165 - 171.

[16] Botte M J, Von Schroeder H P, Abrams R A, et al. Recurrent carpal tunnel syndrome. Hand Clin, 1996, 12: 731 - 743.

[17] Kusehner S H, Brien W W, Johnson D, et al. Complications associated with carpal tunnel release. Orthop Rev, 1991, 20 : 346 - 352.

[18] Concannon M J, Brownfidd M L, Puckett C L. The incidence of recurrence after endoscopic carpal tunnel release. Plast Reconstr Surg, 2000, 105: 1662 - 1665.

[19] Noncollas M P, Peimer C A, Wheeler D R, et al. Long term results of carpal tunnel release. J Hand Surg (Br), 1995, 20: 470 - 474.

[20] Badger S A, O' Donnel M E, Sherigor J M, Conolly P, Spence R A. Open Carpal Tunnel release, still safe and effective operation. Ulster Med J, 2008, 77: 22 - 24.

[21] Concannon M J, Gainor B, Petroski G F, Puckett C L. The predictive value of electrodiagnostic studies in carpal tunnel syndrome. Plast Reconstr Surg, 1997, 100: 1452.